健康 Smile 74

Smile 74

生酮！
哪有那麼難！

（全新修訂版）

最專業的生酮教練 Martyn
陪你一起成功生酮

陳世修（Martyn）／著

生酮哪有那麼難！
最專業的生酮教練 Martyn 陪你一起成功生酮（全新增訂版）

作　　者　陳世修（Martyn）
封面設計　林淑慧
攝　　影　詹建華
主　　編　劉信宏
總 編 輯　林許文二

出　　版　柿子文化事業有限公司
地　　址　11677 臺北市羅斯福路五段 158 號 2 樓
業務專線　（02）89314903#15
讀者專線　（02）89314903#9
傳　　真　（02）29319207
郵撥帳號　19822651 柿子文化事業有限公司
投稿信箱　editor@persimmonbooks.com.tw
服務信箱　service@persimmonbooks.com.tw

業務行政　鄭淑娟・陳顯中

初版一刷　2018 年 12 月
二版一刷　2021 年 04 月
定　　價　新臺幣 399 元
Ｉ Ｓ Ｂ Ｎ　978-986-99768-5-5

Printed in Taiwan 版權所有，翻印必究
（如有缺頁或破損，請寄回更換）
搜尋 60 秒看新世界
柿子在秋天火紅 文化在書中成熟

國家圖書館出版品預行編目（CIP）資料

生酮哪有那麼難！：最專業的生酮教練 Martyn
陪你一起成功生酮（全新增訂版）
/ 陳世修(Martyn)著 . -- 一版 . -- 臺北市：柿子
文化, 2021.4
　面；　公分 . --（健康 smile；74）
ISBN 978-986-99768-5-5（平裝）
1. 健康飲食 2. 減重

411.3　　　　　　　　　　110001235

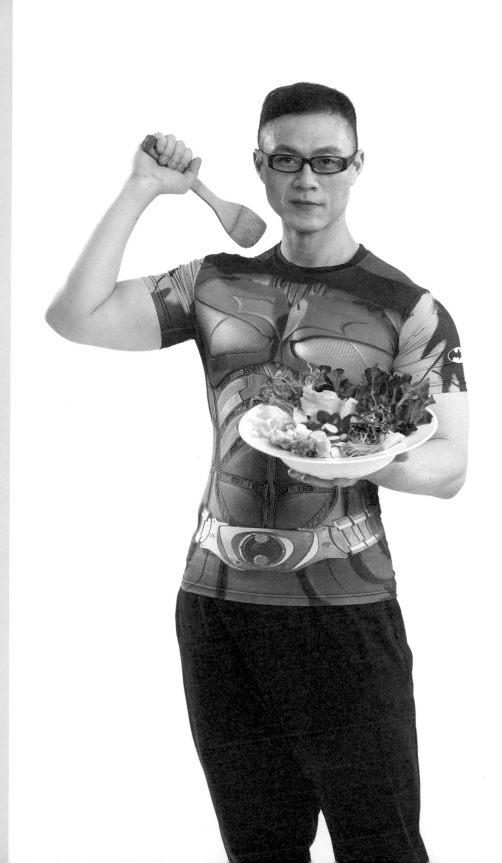

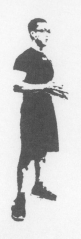

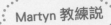

Martyn 教練說

為什麼要重新認識
生酮飲食？

你可以透過認識生酮飲食，了解身體的機制，
認識食物，學會烹調，懂得如何跟身體溝通，
這些都是生酮飲食能夠帶來的附加價值。

請不要將生酮飲食定義為一種減肥的飲食，它
能夠帶來的好處比減肥多上很多，它可以是一
種新的生活品質與方式，這就是為什麼你應該
嘗試生酮飲食的原因。

依照我自己對生酮飲食的執行感想來說，我認
為生酮飲食真真正正的靈魂在於自由，什麼樣
的自由？就是不再被食物成癮與用餐時間綁架
的自由。

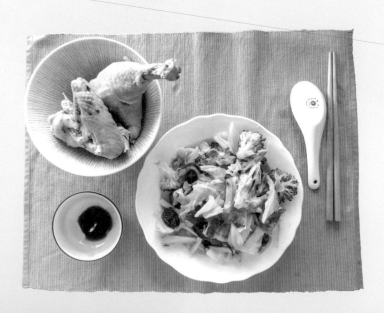

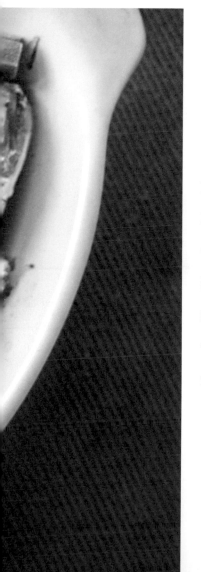

生酮食材選擇全食物？

當然是以營養的密度及全面性為主要考量。

但是，很多人把全食物跟原型食物劃上等號，實際上，全食物的概念與原型食物的概念是不一樣的。

原形食物指的是看的出來食物原本的樣子即可稱之為原形食物。而全食物指的是一個完整形態的生命。例如最典型的雞蛋，它蘊含孕育出一個生命的完整營養，是非常全方位的高密度營養食品。

如果你想吃的營養密度高、營養全面又均衡，就必須重新定義一下自己對於全食物的觀念。

什麼是不適合你吃的？通常有一個小技巧可用來判斷。先不論味道好壞，你喜不喜歡，若是不經過烹調就無法食用的食物，通常就是不適合我們這個物種的食物。你看過自然界有任何一種生物吃的東西是需要烹調加工，才能入口的嗎？

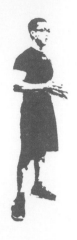

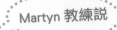

生酮飲食前，如何進入低醣飲食？

以下是我自己在職場上的一些經驗。

我第一步都是要求戒除含糖飲料，改喝其他飲料，如黑咖啡、全脂牛奶、無糖豆漿、冷泡茶品，或檸檬切片放飲用水，其他一切如常，大約執行一個月。

第二步是除正餐之外不吃，並戒除一切零食點心。

比照第一步，接下來是飲食改成全天然食物，去除加工品、丸類、餃類等等的加工品，再來就是將晚餐的醣類去除，接下來是將水果從飲食中去除，水果戒除的同時，牛奶也要開始去掉。

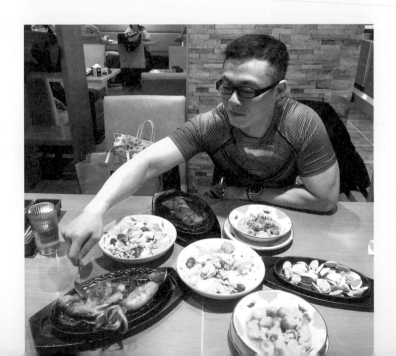

再來是早餐的醣類，最後是午餐的醣類，到

這邊，就算從亂吃到全食物到低醣到生酮，從

去除晚餐醣類開始，就需要逐漸增

加脂肪比例，但我講的不是喝

油，而是吃富含油脂的肉與

魚及蛋，菜上面淋橄欖油

也是很棒的。

到全食物的階段之

後，只要能夠進步或

已經到了希望的目標，其實有沒有再

進行下一階段都沒有關係了。另外，

可以視情況把一個月縮短成兩週，

給大家做個參考。

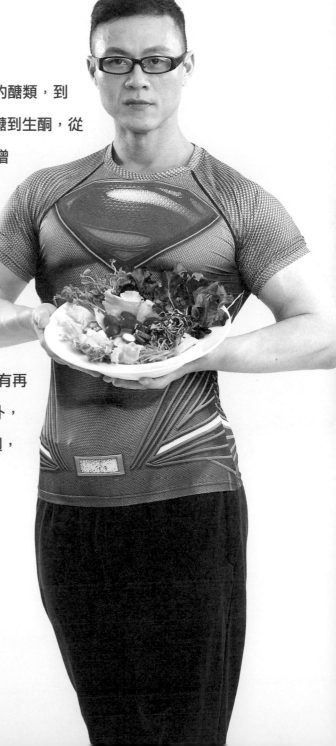

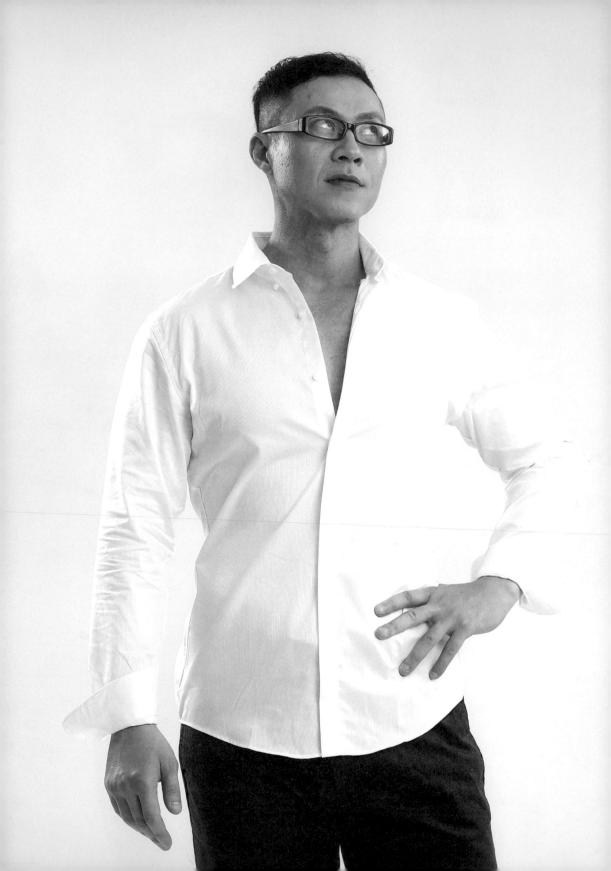

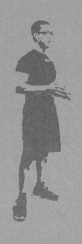

防彈咖啡
不是生酮飲食？

其實防彈咖啡是屬於防彈飲食的產物，並非生酮飲食的產物。很多人都誤以為要吃生酮飲食就要喝防彈咖啡，或以為喝了防彈咖啡就等於是吃生酮飲食，其實防彈咖啡與生酮飲食基本上是不相關的。

防彈咖啡其實算是一種油斷法，也就是使用防彈咖啡來抑制食慾，延長斷食的時間，從而達到斷食的效果，也有人利用防彈咖啡來增加飲食中攝取不足的脂肪量。

防彈咖啡無所謂好不好的問題，每個人使用的結果都不一樣，但幸運的是，沒有防彈咖啡，也不會影響你的生酮飲食。

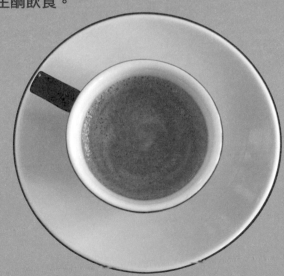

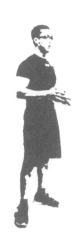

我應該要怎麼安排運動天數及時間？

其實這個問題沒有一個固定答案，要視目的性及階段性的情況下去做調整。

我個人認為，運動維持的最低標準應該是一週四天會比較好，運動效果要看總訓練量，即使目標不大，一週維持至少四天的運動量是非常合理的。

初學者一週能夠練幾天？其實二至七天都可以，兩天採取強度比較高的訓練，其餘多出來的時間，可以進行低強度、緩慢、高反覆次數的動作鍛鍊，以便神經傳導能快速的進步，讓控制身體的能力快速提升，這樣不僅能有快速的進步，也不至於會讓身體太過疲勞。

中階訓練者就建議一週至少要有四天以上的鍛鍊時間，每一個肌群每週最好至少要鍛鍊兩次以上。四天的訓練，才不至於讓每次的訓練內容太過壓縮，其餘的時間可以安排短時間高強度的訓練。

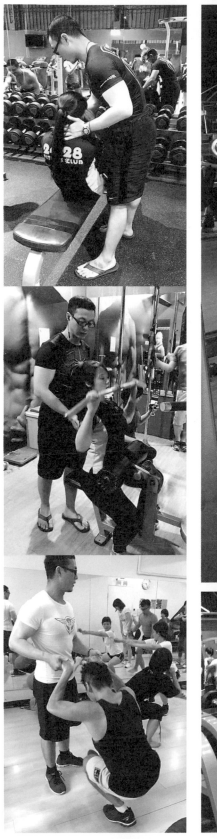

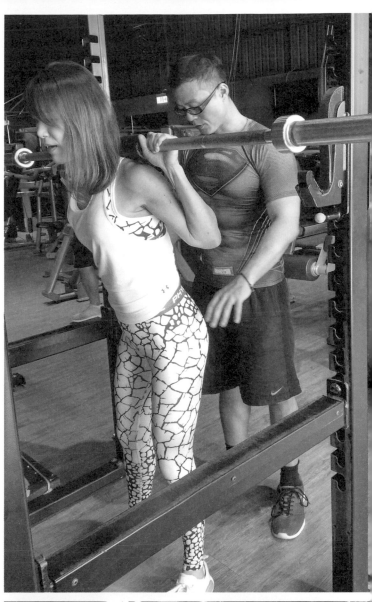

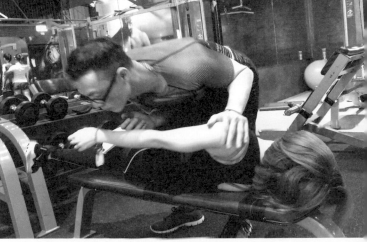

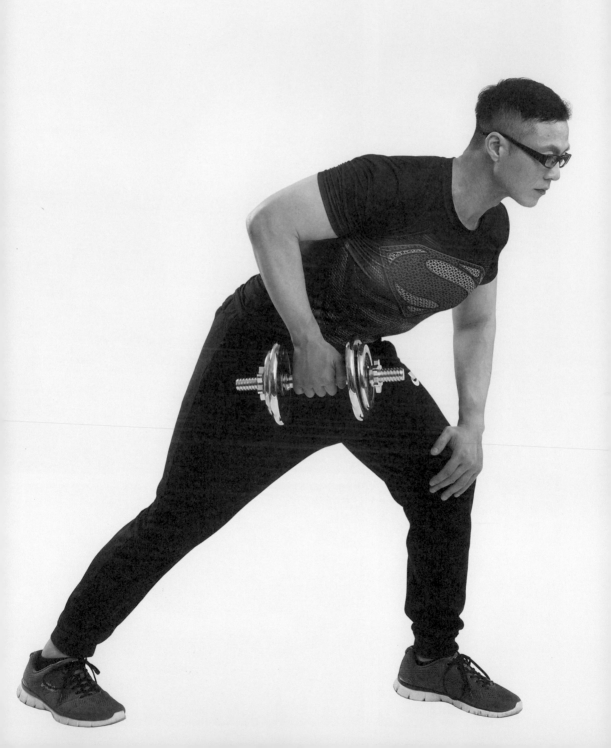

推 薦 序

讓你充滿幸福表情的一本書

營養健身葛格 Peeta

　　大家好，我是 Peeta 葛格，畢業於奧克蘭大學營養學系，目前主要在製作教導大家正確營養觀念的影片，在 Youtube 上已經有十幾萬人訂閱。

　　我大約是在兩年半前研究生酮飲食時認識 Martyn 教練。當時，臺灣的生酮階段還停留在「不吃飯會酮酸中毒」（好像現在還是有人會這樣覺得，哈哈）。

　　兩年半後的今天，Martyn 教練已經是臺灣 Facebook 生酮、斷食、體態雕塑相關社團中，最活躍的社團團長。他會這麼受到大家的信賴，是因為他努力與臺灣的醫師們討論及研讀書籍，甚至還跟國外最知名的學者們通信往來，讓自己更進步。同時，他實際上幫助別人調整飲食的經驗，算是臺灣最豐富的人。所以，這本書裡有很多實際操作的知識，是其他書中未曾提及的。最厲害的是，他可以把這些深入的知識以及經驗，用簡單且有趣的方式表達出來。

　　聽過 Martyn 演講的人，幾乎每個人都帶著充滿幸福的表情走出會場，因為不僅僅是「真正聽懂」，還更學到了深入的知識，在演講的過程中完全沒有無聊冷場。所以，我相信大家閱讀完這本書後，个只會露出幸福的表情，還可以笑著跟別人說：「生酮哪有這麼難？」

推薦序

很貼近人心、很接地氣的生酮飲食書

生酮油品達人　陳立川博士

終於有一本值得大力推薦的華人生酮飲食書問市了！

假如你親自目睹馬丁教練在健身房的權威性，你應該相信生酮飲食對健身者的重要性與適用性。不然，他也不會建議重訓者採用這樣高油脂與低碳水化合物的飲食法。

假如你沒機會去臺南拜訪鐵人 28 健身房，我相信你也應該看過 Peeta 葛格的網路影片，描述他如何從十六歲的破百公斤減重成功，而且在馬丁教練的調教下練出六塊肌。

我剛好有機會不僅去參觀了健身房，也跟馬丁與 Peeta 葛格一起用過兩次餐，所以他們吃的跟講的是一致的，我們享用無澱粉的火鍋與生酮法式餐點。

生酮飲食只要抓到幾個重點就可以輕易入門，馬丁教練說得很中肯，我自己也從生酮飲食中獲益良多，將以往複雜的食療拼法變得更簡易。

初學者是可以快速進入生酮的，馬丁的書很貼近人心、很接地氣，以極其平易近人的方式逐一陳述生酮飲食的要點，還教初學者循序漸進的入酮，我非常推薦本書給大家參考。

當然，書中最寶貴之處是，他顛覆了一般「菜市場」（或好 X 多）

生酮飲食派別的建議，對於食材的挑選不僅更為嚴謹，而且去除了更多「飲食地雷」，也就是那些會破壞入酮的食物。

做對了，生酮飲食的確好處多多，從初期治療癲癇到現今證實可以逆轉二型糖尿病，好處一個接一個被臨床實驗驗證，甚至沒病的人也可以獲益，運動、健身與重訓也都可以因此增加效率。而且馬丁的生酮建議並不只是給做重訓者而已，其他人都可以從中各取所需。

二〇一八年七月二十九日在臺北召開的酮盟會，正式在臺灣發起一項新時代的飲食革命，馬丁與 Peeta 葛格都積極參與了此次活動，號召群眾參加，這本新書是此活動的精神延續，希望這本簡單明瞭的生酮飲食指引書，可以幫助初期實踐者跳脫一大堆沒必要的紛爭與虛耗的口水。

祝酮志們生酮（處於營養酮症）愉快！

推薦序

遇見更美好的自己

FB「愛麗絲的生酮筆記」創辦人＆生酮美魔女　愛姐

　　減肥，是許多女生一生的志業！我也是！我從國小畢業就一直在從事「減肥」這件大事業，而且是非常勇敢地以身試法，什麼方法都敢試，只要能瘦就好。每一次，我都咬著牙用力減，大多都會瘦，但沒多久，又胖了！胖了，沒關係，再換一種方法，繼續減。當然又瘦了，也當然會再胖……就這樣週而復始，歲歲年年。所以，過往的人生，我都一直在從事著「減肥」這件大事業，只是從來沒真正成功過，一直在胖瘦間無奈哀怨地打滾著。

　　直到前年底接觸到「生酮」，才扭轉我的悲慘減肥人生。生酮飲食讓我非常驚艷，居然可以吃肥肉！而且每天吃得飽飽的，還能一直瘦，真是讓人開心極了！

　　但好景不常，去年（二〇一七年）四月體重突然不往下降了，這時候有一個人告訴我：「不要再喝防彈咖啡了！」

　　我回：「防彈咖啡很好喝欸！為什麼不要喝？」

　　他說：「不喝，體重馬上就會往下掉！」

　　聽到體重可以往下掉，二話不說，馬上停喝防彈咖啡。果然，體重立馬往下掉！

　　後來這個人繼續教我一日一餐及斷食；叫我先不要跑步，要我開

始重訓，並教我重訓；鼓勵我咖啡灌腸……然後，我變了！現在的我，是我五十四年來最棒的我！健康狀況、體態、體能都達到高峰，而且還持續在進化中喔！

這個人是我的貴人，讓我遇見更美好的自己的貴人！現在，我的貴人 Martyn 出書了，這本書內容淺顯易懂又包羅萬象，生酮、斷食、運動一次統統說清楚！堪稱坊間生酮相關書籍裡最棒的書，我誠心推薦給大家！

生酮哪有這麼難？真的不難！只要認真看這本書，認真照著做，你也會遇見更美好的自己喔！

---- **推薦序** ----

弱水三千一瓢飲

臺東聖母醫院復健科　潘盈達醫師

　　曾幾何時，我們對於飲食沒有太多選擇，也沒有太多奢求，只求溫飽，而最大的問題在營養不良和衛生；物換星移，隨著時代的進步、物質條件的改善，現在飲食最大的問題在於攝取過剩、人工添加物和毒素。

　　肥胖、三高等代謝症候群，已成為全民公敵；少油、少鹽、多吃蔬果、少吃肉，已是基本的健康常識，然而這樣的通則是否逆轉了三高的趨勢？答案是否定的！

　　因此，不少有志之士、學者專家開始檢討及反省那些行之有年且已成為共識的健康概念，有無商榷餘地？

　　首先，他們發現糖、碳水化合物的消耗量與肥胖比例的成長呈正相關，進一步發現其中胰島素佔了很重要的角色，碳水化合物刺激胰島素，久而久之，造成胰島素阻抗，使血中胰島素維持較高的濃度，而胰島素會促成脂肪的合成和囤積，和一連串所謂的代謝症候群。

　　因此，這些學者專家提出低醣、高蛋白飲食（受限於之前少油的健康概念），但過量的蛋白質會造成腎臟的負荷，且蛋白質亦會刺激胰島素，所以提出更前衛的低醣高脂飲食（同時越來越多的研究顯示，油脂，尤其是飽和脂肪酸，對健康的危害似乎沒之前以為的大）。

　　「低醣」比較沒爭議，但「高油脂」確實丟下了一顆震撼彈！其

中尤以生酮飲食更是造成醫界的不安，因為這與之前所推的健康概念，實在大相逕庭。

一個新概念的提出，一定會與舊觀念起衝突，難免會出現拋頭顱灑熱血的烈士，以及基本教義派的追隨者，也因此讓衝突加劇，使雙方陣營都失去冷靜與理智，只是堅持己見，而聽不見彼此的意見。

我執行生酮飲食超過一年，之後稍微放寬碳水化合物及減少油脂，我戲稱之為低醣自然酮（意思是，我不特意追求生酮），理由很簡單，沒必要特意維持在生酮狀態（我的血糖值正常 HbA1C4.9 ～ 5.2、胰島素 <3、BMI 19，體脂 10%，實在找不出要維持生酮的理由，之前只是在體驗及實踐生酮）。

再來，碳水化合物會超載，蛋白質會超過負荷，那油脂呢？當然也會，如果你順著身體的感覺，分清楚是口腹之慾還是真的餓，要過量的機會不大，但若是特意操作，很可能過頭了！若以前被灌輸的健康概念是個坑，很可能現在挖的是另一個坑，何苦從一個坑跳到另一個坑？

我常跟減肥班的學員說，如果你現在的飲食方式無法持續一輩子，注定會復胖；曾有一位學員的目標是減十公斤，以下是我們的對話。

我：你預計多久達標？

學員：三個月。

我：再來呢？

學員：守成啊！不要復胖。

我：這樣的話，花三個月瘦下來，跟花一年的時間瘦下來，有差嗎？兩年呢？如果以兩年來說，一個月你只要瘦零點五公斤，兩年就瘦十二公斤，中間還可讓它停滯一下，這會很難嗎？

學員：聽你這樣說，我整個人輕鬆起來，我下半輩子大部分的時間都在減肥，搞得我壓力很大！

仔細想一想，當你瘦下來了，或是重獲健康了，你要幹嘛？你每天花多少時間在「跟吃相關」上面？你每個月的薪水，有多少比例花在吃上？除了吃和外觀，沒有更重要的事嗎？

吃東西時，不要搞得太複雜，太花時間，大原則抓到就好；碳水化合物和糖少一點，尤其是麵粉製品；油不用那麼怕；不要少量多餐，最多三餐，兩餐很好，一餐也不錯（只要不餓著），偶爾斷食（斷除對食物的依賴與焦慮）；盡量吃天然原形，少添加食物；水果、堅果、五穀雜糧，沒想像中那麼好，少吃。

飲食文化多元，每個文化都有其傳統飲食，都能帶來健康，不然人類早就絕種了。低醣生酮飲食是針對現代飲食的流弊而生，但它不是唯一真理，尊重不同的飲食選擇，找出適合自己的飲食方式。對的方式，會以健康來回應我們。

世修（Martyn）是我武術的師兄（實則大多受其指導），其武術造詣自不用多言，對健身、營養、飲食、健康的研究精神，也是我望塵莫及的，這本書不是空穴來風、出自想像推理，而是他花了不少時間、精神，整理及實證國內外學者專家的研究，是當前針對低醣生酮飲食最全面、完整和深入的書，我樂於向大家推薦此書！

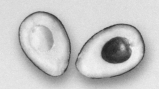

目錄
CONTENTS

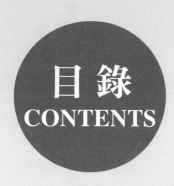

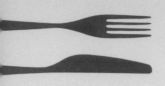

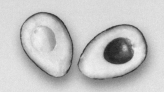

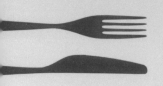

前　言

　　從我開始學習生酮飲食以來，有些問題一直讓我感到困惑。臺灣的生酮飲食發展至今，其實已經成熟到一定的程度了，坊間的相關書籍也出了不少，為什麼依然有這麼多人不懂得怎麼進行生酮飲食？

　　當然，排除掉一些奇怪的書籍以及過時的資訊之外，還是有一些大師級書籍的內容非常詳實與精確，但這個問題依然存在。

　　有更多人願意加入臉書社團，詢問如何進行生酮飲食，而不是買書來閱讀，結果就是接收到更多互相衝突的資訊，導致實踐上有更多的混亂。

　　我想了許久，這個問題到底是怎麼來的？這個問題應該要怎麼解決？最後我想到的就是，這個問題應該是來自於現代人的速食文化產生的效應。

　　坊間生酮的書，一本比一本厚，一本比一本更包羅萬象，一本比一本更專業，同時也一本比一本有更多的專業名詞，一本比一本更艱深，而這正是問題所在。

　　書籍的內容其實沒有錯，問題出在對於沒有醫療及營養方面知識的人而言，這些書無異是天書等級一般，裡面寫得很清楚，但他們看得很模糊。

　　想一想，當你身邊那些完全沒有這類知識的朋友與家人、長輩，看到這些生酮飲食相關書籍時，他們看到什麼？哇塞！這麼厚！然後一打開書本，一堆專業名詞開始不停地出現。

　　酮體、酮化、營養性酮症、血糖、碳水化合物、飽和脂肪酸、不飽和脂肪酸、胰島素、甲狀腺、巨量營養、微量元素……有多少人知道這些東西是什麼？有多少人願意一個名詞、一個名詞慢慢地去了解？

　　因此，我想到的解決辦法是要反其道而行，這本書的內容要淺顯易懂，要把讀者當成幼稚園的學生來教，像說故事一般用簡單的比喻來解釋這些專有名詞與身體運作機制，內容越少越好，越簡單越好。

　　絕大部分的慢性病都與肥胖有關，絕大部分的人認識生酮飲食也都是為了減肥，而循序漸進、寬鬆式的生酮飲食，其實就能處理 80% 民眾的問題，剩下的 20% 民眾才是需要更進一步了解更多的小眾族群。

這本書針對的就是這些不想花太多精神與腦力學習，同時也沒必要學習到這麼深入的一般人而設計的。

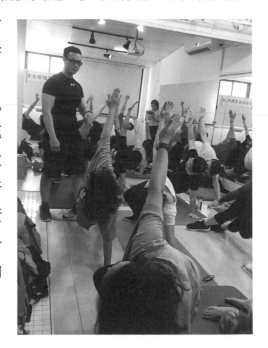

　　也許你買的書寫得很專業，也許你買的書內容非常多、非常充實，但是只要讓人看不懂，覺得太難，提不起興趣，這本書就難以普及，難以打入最大的族群。當健康的飲食無法普及，那就意謂著是一種失敗。這也是我打算從這個方向開始的原因。

第 一 章

重新認識生酮飲食

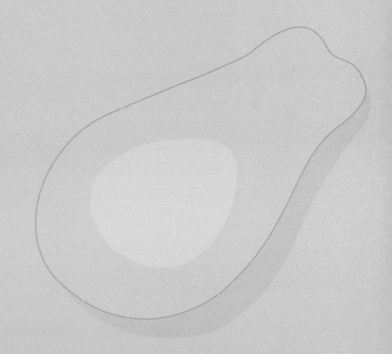

重點提領

- 生酮飲食是透過食物內容與比例的調整，實現讓身體主要以脂肪燃燒為能量來源的飲食方式。
- 只要能讓人保持在血酮值0.5以上的營養性酮症，都算是生酮飲食。
- 酮體是身體的第四種能源，其他三種是：蛋白質產生的胺基酸、脂肪產生的脂肪酸、碳水化合物產生的糖。
- 酮體有三種：佔身體酮體總量10～20%的乙醯乙酸（尿酮）、佔身體酮體總量80～90%的β-羥基丁酸（血酮），以及佔身體酮體總量約2%的呼吸酮。
- 生酮飲食能讓你不再被食物成癮與用餐時間綁架。
- 生酮飲食能夠帶來的好處比減肥多上很多，它是一種全新的生活品質與方式。
- 由食物攝取而來的脂肪所產生的酮體是「外酮」，由自己身體庫存的脂肪所產生的酮體是「內酮」。
- 只要不是刻意少吃，代謝異常下降這件事情就不會發生。
- 利用大量攝取脂肪來產生酮體，是生酮飲食的常態，但這個常態是屬於最初與最終的兩個階段性時期的事情。
- 當你跨過酮適應之後，血酮值會下降，這不是壞事，只是代表你身體代謝脂肪與酮體的能力更強了。

什麼是生酮飲食？

讓我們把這些討厭的專業名詞統統拿掉吧！

　　什麼是生酮飲食？生酮飲食就是透過調整食物的內容與比例，讓我們可以把身體裡面的脂肪拿出來燒掉的飲食方式。

　　我們試著用大易輸入法來了解生酮。它也許不精確，但是絕對能讓初學者好好地理解，等未來各位更有興趣深入時，再進一步了解詳細資訊即可。

　　酮＝脂肪。

　　生酮＝讓身體裡面使用的能量主要來自於脂肪。

　　生酮飲食＝透過食物內容與比例的調整，來實現讓身體主要以脂肪燃燒為能量來源的飲食方式。

如何定義生酮飲食？

　　我認為，生酮飲食法的唯一指標，就是你是不是處於營養性酮症裡？也就是身體是否以酮體為主要使用能源。如果你使用血酮機測量血液裡面的酮體，搭配營養性酮症的標準，也就是血酮值 0.5 以上，那麼不管你怎麼吃，吃什麼，都算是生酮飲食。

　　每個人對食物的耐受程度都不一樣，甚至落差相當大，有人若不採低於 30 克的每日碳水化合物攝取量，就無法進入酮症，也有運動員或是肌肉量大的人，每天攝取 70 至 100 克的碳水化合物，依然保持在營養性酮症裡，這樣都算是生酮飲食。

　　又例如，陳立川博士曾提到他的朋友不是吃生酮飲食，只是實行一日一餐的間歇性斷食法，血酮測量起來依然達到營養性酮症 0.5 的標準，那麼在我的觀念裡，這也算是生酮飲食，因為是否處於營養性酮症，就是你是否採行生酮飲食的唯一指標。

認識酮體

你可以把酮體當成身體的第四種能源，其他三種是：蛋白質產生的胺基酸、脂肪產生的脂肪酸、碳水化合物產生的糖。一般人的身體裡，因為已經有其他能源可以供給使用，沒必要使用到酮體，所以一般人身體裡的血酮值都很低。

當身體能量不足時，酮體就會透過投入更大量的脂肪酸來救援，這些脂肪酸經過身體的機制轉化後，第四種能源——酮體就登場，主導體內的主要能源供應了。

一般正常來說，酮體都是在特殊情況下才會出現，像是饑荒、遇難，或是失戀吃不下、工作太忙之類的情況。

酮體有三種：

1. **乙醯乙酸**：佔身體酮體總量 10% ～ 20%，可以用尿酮試紙檢驗出來。名字很難唸吧？沒關係，我們先稱它為「A 酮體」或「尿酮」。

2. **β - 羥基丁酸**：佔身體酮體總量 80% ～ 90%，無法使用尿酮試紙檢測，一般都是使用血酮機去測量，這也是目前為止最準確的測量法。我們先稱它為「B 酮體」或「血酮」。

3. **丙酮**：佔身體酮體總量約 2%，有些可用尿酮試紙驗出來，是呼吸中主要的酮體，我們先稱它為「C 酮體」或「呼吸酮」。

由於 C 酮體佔的比例實在太少，唯一會產生的影響大概就是在剛開始採行生酮飲食時，嘴巴會不會有異味而已。這個異味就是丙酮的味道，正常來說，過一陣子就會消失。如果沒有消失，就稍微提高一點根莖類碳水化合物的攝取量，降低酮體濃度，就能有效處理。不過，多數人不是沒有這個問題，就是比較輕微。

在採行生酮飲食的初期，身體製造 A 酮體與 B 酮體的量是差不多的，可以從尿酮試紙檢驗到 A 酮體，所以尿酮試紙在生酮飲食初期是一個便宜又簡單的測試選項。

等到身體適應使用酮體之後，A 酮體會被轉化成 B 酮體，所以即使處於酮症，尿酮試紙也測量不出來，或是變很淡。這也是吃生酮飲食一陣子之後，尿酮試紙不再具有意義的原因。

即使使用血酮機的費用較高，檢測時還要忍痛擠一點血出來放在試紙上，我依然建議要使用血酮機來監控血酮，因為它的檢測結果最準確。

處於酮症有什麼好處？

說到底，生酮飲食的好處在哪裡？為什麼要處於酮症？生酮飲食的中心價值是什麼呢？或者說生酮飲食的靈魂在哪裡呢？

健康嗎？均衡飲食做得好，也能很健康啊。減肥嗎？又不是沒有生酮飲食，大家就沒辦法減肥了。所以，健康與恢復健康體態，只是生酮飲食的附加價值。更何況，修復你身體的根本就不是生酮飲食，而是身體本身。

身體原本就具有調控與修復的能力，吃天然食物只是不再毒害身體，停止繼續給身體增加負擔。正確的吃，只是讓你身體的食慾監控恢復正常，體態恢復健康也只是必然的結果。

<u>依照我自己對生酮飲食的執行感想來說，我認為生酮飲食真真正</u>

正的靈魂在於自由，什麼樣的自由？就是不再被食物成癮與用餐時間綁架的自由。

　　採行生酮飲食之後，由於你有源源不絕的脂肪可以供應能量的支出，所以不會有一餐沒吃就餓得難受的感覺，什麼事情都沒辦法做了。思考一下，生酮飲食可以讓你一日一餐，甚至是餓了再吃、不餓不吃，比較起一日三餐，有的還要加上下午茶、點心、消夜。這些購買食物、烹調食物和進食的行為，要花掉你多少時間？還不算上吃完之後昏昏欲睡的狀態，會帶來不適與降低工作效率的影響，你會額外獲得多少的自由度與時間？

　　你再也不用因為吃飽而有罪惡感，不必擔心會變胖，也不用擔心飢餓是否會傷身，透過平常吃生酮飲食調控身體的狀態，偶爾跟朋友與家人出去吃大餐，也是幾天就能調回原來的狀態，在社交上面達到完全的自由，不傷身，也沒有心理壓力上的負擔。

　　你可以透過認識生酮飲食，了解身體的機制，認識食物，學會烹調，懂得如何跟身體溝通，這些都是生酮飲食能夠帶來的附加價值，除此之外你還可以：

1. 避免水腫，提高自己的體溫，讓免疫力上升。

2. 產生酮體，正表示你一直在燃燒自己的脂肪。

3. 運動的續航力更久，不需要一直補充營養品，因為你使用的是源源不絕的脂肪能量。

4. 生酮飲食本身抗發炎，可以減少身體的發炎反應，也可以讓你運動後延遲性痠痛的情況更快恢復，讓你有完整的狀態可發揮出最好的運動表現。

5. 控制血糖與胰島素，恢復胰島素的敏感度，降低三酸甘油酯，讓你

不用擔心代謝症候群，也能夠抗氧化、抗老化。

6. 更輕鬆的控制自己的體重。

7. 提升大腦的能力，讓精神更敏銳、認知功能提升、增加記憶力。

8. 改善生育能力。

　　所以說，請不要將生酮飲食定義為一種減肥的飲食，它能夠帶來的好處比減肥多上很多，它可以是一種新的生活品質與方式，這就是為什麼你應該嘗試生酮飲食的原因。

分清楚內酮與外酮

　　我們把由食物攝取而來的脂肪所產生的酮體稱為「外酮」，把由自己身體庫存的脂肪所產生的酮體稱為「內酮」。

　　一般來說，除非你進行斷食，毫無攝取除了水與鹽巴以外的任何食物，才有可能完全使用內酮做為能量。其他時候，高脂低醣（醣類即碳水化合物）的飲食所使用的酮體，都是一部分來自外酮，一部分來自內酮。

　　當我們攝取過多的外酮，那麼內酮的使用就會減少，因為身體會優先使用外酮，猶如有現金用就不會去提款一樣。身體轉化脂肪出來使用的程序較複雜又麻煩，中間也會耗去更多的能量，所以非常聰明又會幫你想辦法節能的身體，就會優先使用攝取的脂肪。

　　當然我們不想要這樣，我們希望把身體裡多餘的脂肪都拿出來燒光光啊！沒錯吧？可惜我們的身體是非常節能的，非常非常的節

能……這個機制其實沒什麼不好，至少在環境惡劣的情況下可以救你一條小命。

所以，要是過度攝取脂肪，身體就不會使用體內儲存的脂肪了。那麼，我們該怎麼判斷怎樣才算過度攝取脂肪呢？很簡單，交給自己的食慾去判斷就好了。

在採行生酮飲食的初期，你可能會吃比較多的脂肪才會飽，因為你的身體可能打從一出生就習慣使用血糖為主要能源，要改變這個習慣需要一點時間，所以在身體尚未適應轉換身體脂肪為酮體來使用的時候，由外源來填補必須支出的能量，是正常的。

當身體漸漸適應轉化酮體，開始使用酮體的時候，你的身體裡又有過多的脂肪，那麼你不用吃太多脂肪就會飽，而且很不容易餓。這時，就是內酮的使用量提高，不需要太多的外酮，所以你可能會因為沒吃多少脂肪就飽了，而擔心自己是不是吃太少，會不會使身體受損、代謝下降之類的。但事實上，只有身體感覺能量短缺時，才會有所謂的飢餓模式，以及因應飢餓模式而產生的保護機制——代謝下降。

更多的內酮與減少的外酮，還是能把你需要的能量支付出去，所以不會有能量短缺的問題，尤其這是你的身體主動覺得體內脂肪太多，影響身體機能而做出的決定。

你的身體知道自己沒有面臨饑荒，不用發動那個叫做「代謝下降」的保護機制。所以，代謝異常下降這件事情，只要你不是刻意少吃，那麼它是不會發生的。

這樣一直少吃下去，我們會不會餓死或是得厭食症啊？不會啦！身體選擇提供更多內酮，是自願性的，不是被迫性的，只有體內脂肪過多時才會有這種情況。所以，當你自身的脂肪減少了，不夠了，身

體就會再提高你的食慾，你就必須攝取更多的外酮，才能打平身體能量的收支，這時候我們的目的也完成了，也就是你身上過多的脂肪已經被去除了。

　　這大概就是生酮飲食從開始到穩定時，為何不應該每天或每個階段都固定吃一樣分量的脂肪，而是應該讓食慾去控制脂肪分量的原因。

　　另外，要注意的是，身體喜歡的體脂率，未必是我們喜歡的體脂率（身體舒服的體脂率，大約男性在 15%，女性在 22% ～ 24%；而媒體所謂的好身材，男性可能要低於 12%，女性要低於 19%），而且越靠近正常的體脂率，你進步的速度可能就會比較慢，這些都是正常的。

註：生酮飲食會產生很多美好的感覺，這些感覺大多是在兩種情況下發生，第一個是進入 1 以上的血酮值，第二個是以使用內酮為主要能源的時候。

關於酮體的濃度

　　酮體的濃度數值是有分級的，詳列如下：

混合飲食 0.1~0.2	這邊指的是符合社會環境下，一般人的飲食狀態下測出來的酮體數據。
營養性酮症 0.5~3.0	一般沒有運動的人，處於正確採行生酮飲食的數據，或是採行低醣飲食與均衡飲食搭配間歇性斷食者會出現的數據。
醫療性酮症 2.0~7.0	使用嚴格生酮飲食或長時間斷食來治療特殊疾病時，會測得的數據。
飢餓性酮症 5.0~8.0	長時間的自主性斷食，或是遇難被迫的非自願性斷食（如饑荒），所測得的數據。
糖尿病酮酸血症 15~20	酮酸中毒的危險濃度。

這就給了我們一些思考的空間，酮體有沒有所謂的最佳濃度？處於什麼樣的狀態之下是最好的？每個人都一樣嗎？有沒有階段性？怎麼調整酮體的濃度？

酮體的濃度確實有最佳的狀態，我認為最佳狀態是處於營養性酮症之內，基本上只要能達到 0.5 以上，你就能感受到酮症帶來的好處。

但是，最佳的數值應該是在 1 ～ 3 之間，也有人認為 1.5 ～ 3 之間，才算是落在營養性酮症的範圍裡。血管裡的能量不是應該越高越好嗎？其實，不管是血糖或血酮都是一樣的，一旦數值太高，對身體都是不利的。

當然，營養性酮症也沒有那麼容易進去，否則生酮飲食就不用將碳水化合物與蛋白質的攝取限制得這麼嚴格了。一般來說，除非你刻意吃大量脂肪，或是進行非常嚴格的生酮飲食，近乎醫療等級的那一種，又或者是進行了較長時間的斷食，可能要三至四天以上，否則血酮值要提升到 2 以上，不是那麼容易的。

但是，生酮飲食的目的不是去追求高血酮值，因為高血酮值並不會讓你變得更好、更舒服，或是讓你瘦得比較快。血管裡只要熱量過高，營養過多，而你的胰島素功能又正常，那麼這些過多的能量還是都會被胰島素再合成為脂肪存起來，好像你領了一堆錢，沒有用到，最後還是會再存回銀行是一樣的。

利用大量攝取脂肪來產生酮體，是生酮飲食的常態，但這個常態是屬於最初與最終的兩個階段性時期的事情，最初是因為身體不適應轉化脂肪成為酮體，所以內酮供應得比較少，同時你又減少或阻斷碳水化合物的攝取，這時候就需要多一點的外酮，來提供能源給身體使用（若循序漸進從低醣飲食開始者，較不會有這個問題）。但其實不

管它也沒關係，就是前幾天會比較容易餓、疲倦無力而已，幾天之後，你的內酮一樣會開始供應。

　　如果沒有大量攝取脂肪，身體就不會產酮體，那麼斷食期間的酮體是從哪裡來的？就是從自己身體的脂肪來的啊！酮體就是為了特殊時期所儲備的能源，結果卻因為沒有額外大量攝取脂肪，酮體就無法產生，這也太囧了吧？事實上，檢測結果也證明了這一點，當你開始斷食，隨著時間過去，測出來的血酮數據會逐漸提高，人會從餓開始變得不餓。所以，必須大量攝取脂肪才能產生足夠的酮體，是令人難以置信的說法。

　　當生酮飲食進行到身體庫存的脂肪使用得差不多之後，如果你還要持續生酮飲食，那就真的要攝取大量的脂肪了，如同銀行（身體）沒什麼存款（脂肪）了，那麼賺進來的現金（熱量與營養）就必須足夠支付你的生活（代謝）所需，所以生酮後期也必須吃大量的脂肪（相對於蛋白質與碳水化合物的攝取比例）。

　　至於在度過初期轉換不順後，到達身體庫存脂肪不多的這段期間，需要攝取的脂肪量其實个大，因為主要都是由身體庫存的脂肪來支出。有很多人都是計算了代謝率，再依照這個代謝率去計算食材比例，其中脂肪固定吃 70% 的比例，然後就產生了體重卡關、停滯，甚至變胖，或根本吃不下，吃得很痛苦的情況。

　　這就是因為不知道代謝率是怎麼來的，以及生酮飲食攝取脂肪是有階段性的，不是一成不變的。著名的阿金飲食也是分四個階段，不去研究的人，就常以為阿金飲食是單純的吃肉飲食法。

　　只要是照著正確的吃法，那麼你的血酮值就可以輕鬆的落在營養性酮症裡。在營養性酮症的狀態裡，一般人的空腹血糖值大概是在 75

左右，而運動員大概是在 85 左右，有運動習慣的人，血糖略高是正常的現象。

　　另外，有一些特殊的情況要特別說明，當你跨過酮適應之後，血酮值會下降，這不是壞事，只是代表你身體代謝脂肪與酮體的能力更強了，中間沒有什麼浪費，才會出現這樣的測量數據，而對強壯的運動員來說，這種情況更為明顯。代謝能力強的運動員常常出現血糖值 85 左右、血酮值 0.3 ～ 0.8，但是體脂肪減少的速度比落在營養性酮症（血酮值 1.5 ～ 3）的人還要快上很多。所以，如果你的身體感覺是處於酮症狀態，即使血酮值低也不用在意。

　　酮適應的現象可以從一些簡單的情況來分辨與察覺，例如你以往吃三餐，大概三至六小時不吃就會覺得餓，酮適應的人一天吃一餐則會覺得很輕鬆，頂多只有一點點微餓感，不會出現一般飲食者肚子餓時血糖下降的極度不舒服感，像是虛弱、無力、手抖、頭暈與情緒暴躁；再來，就是運動前後不吃東西，也不會有無力感。基本上，你可以用這些小技巧來檢驗自己是否處於酮症之中，但如果能量測血酮，是最好的。

　　酮體與血糖一樣是一直浮動的數據，任何情況都有可能造成血糖與血酮的浮動，所以如果要量測，最好就是在起床後未進食之前量。

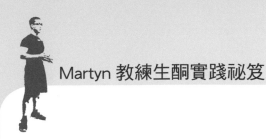

Martyn 教練一日生酮這樣過

　　由於我的工作類型比較特別，平時大約都是中午左右才起床，之後到健身房開始帶教練團練，接下來就是帶學生鍛鍊，處理健身房事務、社團問題或發文、九十天飲食控制班和生酮廚房的事情，研讀新知識或是進修英文。

　　每天忙完日常工作，下班後再去買菜，然後回家洗澡、備菜、做菜，真正開始用餐時，大概都已經凌晨一點左右了。我一般都是執行一日一餐，因為這樣對我來說非常方便，可以省下很多的時間做更多的事情。

　　偶爾比較懶時，我會點自家生酮廚房的東西來吃，例如點一隻土窯雞，自己再炒培根高麗菜（我通常喜歡再加雞里肌和螺肉進去）來搭配。比較特別的是，我會在冰箱準備很多煙燻豬肝，幾乎每一天都會從豬肝開始先吃，一方面是內臟的蛋白質頗高，一方面又可以補充高密度的微量元素。

　　通常食物準備好後，我會一邊看書一邊進食，或是一邊進食，一邊翻白眼處理社團的事務。

　　我自己煮的部分其實不多，但喜歡利用手邊現有的材料如懶得炒菜時，我就會買魚湯，再加入一堆紫菜，簡單方便又好吃，營養也是超級滿分，不過最省麻煩的，應該還是直接叫自家的生酮便當來吃最快。

　　一般來說，我平常一週會有四到五天選擇方便的方式用餐，一到三次認真的煮頓很豐盛的一餐來吃，這樣既符合工作需求，對於吃豐盛的餐點也會有更多的期待。偶爾也會很惡趣味的直接團購一整隻烤乳豬跟教練們一起吃生酮餐，各位不妨試試看，非常有快感，但大概會把一般傳統減肥的人嚇個半死。

　　第 239 頁的照片就是我一般吃的生酮內容。

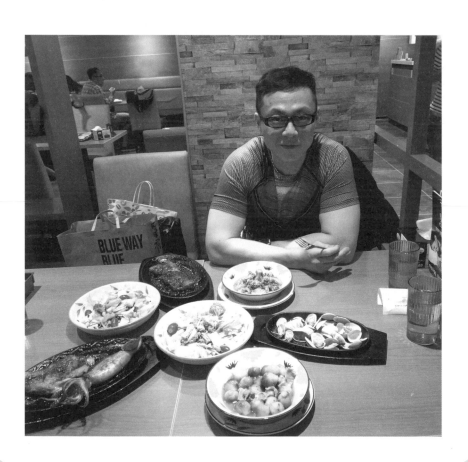

第 二 章

從肥胖問題說起

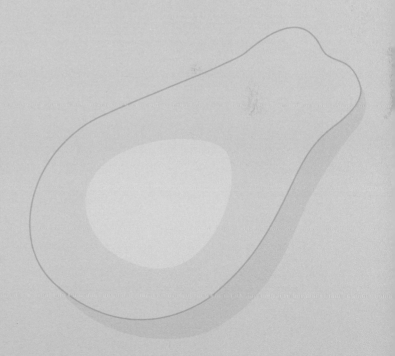

重點提領

- 巨量營養就是身體需要的較大量營養，通常分為三種：蛋白質、脂肪、碳水化合物。生酮飲食就是一種調整巨量營養元素比例的飲食法。
- 脂肪是身體的主要能源儲藏形態。蛋白質不是主要的能量來源，而碳水化合物是很好也是最優先的能源，但是太佔空間，只能當短暫性能源。
- 果糖與酒精會迴避身體的一些監控系統，直接成為對健康較有影響的內臟脂肪。
- 自然界中沒有不定時吃三餐身體就會壞掉的生物，人類如果不吃早餐身體就會壞掉，早就被這個世界淘汰了。
- 相同分量的食材具有一樣的熱量，但會因為吸收利用率不同、在不同時間吃、分幾次吃，造成不同的結果。
- 生酮飲食非常特別，它是一種不需要計算基礎代謝率的飲食法。
- 總代謝率是西元一九〇〇年左右的產物，把人體當成簡單的機器。但人體是非常複雜的恆定性機制生物。
- 碳水化合物是錢包裡的現金，而脂肪是銀行裡的存款。生酮飲食的原理就是透過減少現金（碳水化合物）的收入（攝取），然後強迫身體使用存款（身體脂肪）的一種飲食。
- 碳水化合物是所有食物中最會刺激胰島素分泌的食物，胰島素一高，就會妨礙脂肪提取出來使用。

無法控制的食慾問題

為什麼我們會變胖？因為吃太多了。廢話！這還要你告訴我？

孩子！事情沒有這麼簡單，否則你怎麼會買這本書呢？

你曾經想過一個問題嗎？為什麼自然界的動物幾乎沒有肥胖問題？為什麼家裡的寵物肥胖的這麼多？多到還有特別的動物醫師要幫你家寵物減肥？

自然界的動物缺乏食物嗎？你可曾看過非洲草原上草食動物在吃草，獅子在旁邊睡覺的和諧情況？食物明明就在旁邊啊！為什麼牠們不會像我們一樣想到就吃？不餓也吃？無聊也吃？

如果你了解人體是一個不斷在努力維持恆定的機制結構，對於過度飲食這件事一定會覺得奇怪。

為什麼我們需要每天計算吃進去多少卡路里？為什麼其他自然界的動物不用這麼做也不會過胖？為什麼我們身上其他的偵測器都還有用，但獨獨食慾監控失效了？

想想吧！有哪一種生物需要計算每天吃多少東西，而且還需要計算營養比例的？我們自己的身體應該會知道，不是嗎？

如果我們需要電子秤來秤食物，才能知道我們應該怎麼吃，那麼在沒有電子秤之前，我們是怎麼活過來的？

就像其他機制一樣，我們不需要溫度計，也能知道天氣冷熱，不是嗎？那麼為什麼我們的食慾監控系統失靈了？那是因為社會的變遷，飲食型態及內容物的改變，導致我們的食慾監控系統失靈了。

所以你可以說：會胖就是因為吃太多啊！沒錯，可是要解決問題，並不是從少吃開始，而是了解控制食慾的系統為什麼失靈？如何修復失靈？如何避免失靈？

我們的食慾是非常複雜的，並非只是因為身體有需求才會餓，以下列舉出飢餓的幾個原因，先了解原因，才有辦法應對。

身體缺乏能量

這是指正常人的情況，這裡的能量是指糖或脂肪，也就是巨量營養，只要身體有缺，自然就會餓，否則人類早滅絕了，不是嗎？

但是正常人很難達到這種情況，我們的身體因為現今飲食環境的改變，能量只有過多，幾乎不可能呈現不夠的情況。若出現能量缺乏的情況，通常是身體的醣類使用到一定的程度，而你的脂肪卻很難或支援不上來，也就是無法拿身體庫存的脂肪出來用，才會造成有缺的情況。

身體所需要的能量大致上分為「巨量營養」及「微量營養」，巨量營養顧名思義指的就是身體需要的較大量營養，通常分為三種：蛋白質、脂肪、碳水化合物。也就是我們這邊提到的能量（熱量）。

● 蛋白質

也就是常見的肉、魚、蛋、奶的食物。蛋白質不是很好的能量來源，它主要是拿來建構身體的硬體，像是肌肉、指甲、頭髮等，以及用來分解食物，讓食物成為身體更能好好吸收的、小分子的酵素。

一般除非身體的醣類存量不足，脂肪也不足，或是被某種情況阻止而不容易分解及燃燒脂肪做為能量時，我們才會分解蛋白質來當作能量。簡單來說，就是分解肌肉，也就是吃自己的肌肉存活，但這不容易發生，比較常見於使用低卡餐減肥的族群。

● 脂肪

也就是俗稱的油，不管是食物裡內含的油，還是精煉的油脂，都

是我們攝取脂肪的主要來源。脂肪是我們身體儲存能量的主要形態，除了當成儲備能源之外，脂肪還有很多的功能，例如，體脂肪可以禦寒，承受衝擊。內臟脂肪可以固定內臟的位置，保護內臟減少衝擊，脂肪同時也是荷爾蒙的原料以及細胞膜的主要原料。

　　脂肪是身體的主要能源儲藏形態，因為燃燒脂肪一克可以產生較多的能量，蛋白質與碳水化合物能產生的能量不到它的一半。蛋白質不是主要的能量來源，而碳水化合物雖然是很好也是最優先的能源，但是太佔空間，只能當短暫性能源（相較於脂肪來說）。

● 碳水化合物

　　這是最具有效率的能量，一般分成糖、澱粉、膳食纖維三種，簡單來說就是糖、澱粉類的食物，最常見的是穀物，像是飯、麵粉類的製品。

　　碳水化合物主要的功能非常單純，就是提供能量而已。

　　現在的飲食環境中，充斥太多精緻碳水化合物製品，所謂的精緻就是指加工後的碳水化合物，舉例來說，白飯就是精緻過的穀物，比較好吃，但是被精緻後的白米，其中的營養素也被去除，剩下空的熱量，也就是說其中的膳食纖維、維生素、礦物質都不見了。

　　由於這些物質被去除了，導致這些碳水化合物會使人體內的血糖快速升高，導致身體食慾的混亂，容易過食，也容易造成營養過剩，使用不完。

　　這些過剩的營養，不管是蛋白質或碳水化合物哪種形態，最後都會被身體做成脂肪儲存下來。

　　比較值得一提的是果糖與酒精，這兩種碳水化合物比較特別，對

身體的傷害特別大，尤其是它們可以迴避身體的一些監控系統，直接成為對健康較有影響的內臟脂肪。

　　一般市售含糖飲料、甜食，經常使用高濃縮果糖來調味，這也是為什麼有些人光是喝飲料就會胖，而戒飲料就會瘦的原因，由此可見高濃縮果糖對身體的負擔有多大。後面章節我會用簡單的比喻來讓大家理解血糖、胰島素、脂肪之類的名詞，各自代表著什麼意思。

身體缺乏微量元素

　　微量營養與微量元素是一樣的意思，顧名思義就是這些東西很重要，但是只要很小的分量就足夠了。講微量元素，大家可能比較陌生，但如果改成維生素與礦物質，大家應該就比較熟悉了。

　　微量元素是維持身體各項機能所必備的營養元素，若是缺乏，對身體會造成很大的影響，嚴重的話甚至會致命。

　　在此，要提到一個名詞叫做「營養密度」。所謂的營養密度，就是在相同分量的食物裡，所含的維生素與礦物質越多，就是營養密度高的食物。

　　所以我們吃進去的東西，萬一營養密度很低，但熱量很高，就會變成能量過剩，也就是成了胖子，同時又營養缺乏／不良／失衡。

　　最典型的食物代表大概就是泡麵。大量碳水化合物（麵條）、大量的油脂（還是糟糕的氫化植物油居多），以及少量的蛋白質、大量的鹽巴，尤其裡面的東西還是經過特別處理，所以維生素與礦物質幾近為零。白米飯、白吐司、白麵條大概也是空有熱量的食物代表。

　　所以，有時候我們明明吃飽了，或是不缺能量，卻還是會餓，就

有可能是身體微量元素缺乏。大家應該有過相關經驗，不知道為什麼突然很想吃辣的食物？那是因為身體可能從上次吃辣的經驗中，記住這個東西有豐富的維生素 C，而當身體缺維生素 C 時，我們就會想吃辣，所以，微量元素的缺乏也會導致飢餓。

但是，有時候你想吃的東西是由高碳水化合物、高脂肪、高鈉（鹽巴）這三種組合成的食物，例如泡麵、蛋糕、麵包、麻辣火鍋等，大多不是缺乏能量或微量元素，而是因為這種食物能短暫的造成大腦愉悅，放鬆壓力，使人成癮的關係。

商家也知道這樣的食物會讓人上癮，所以他們的產品就盡量朝這方面製作，所以說商人（傷人）啊！

身體缺水

這一點應該會讓人非常意外，但缺水確實會產生飢餓感，所以當你飢餓時，不妨先喝一些常溫的水，若過一陣子飢餓感消除了，那就是身體單純只是缺水，並非需要吃東西。

至於水應該喝多少？這一點因人而有很大的差異，所以觀察尿液的顏色會比較容易控制，當尿液顏色是淡黃時，就是差不多的分量。

水喝過少對身體不利，過多也不好，會導致身體體溫不容易維持，體溫不夠，身體就容易產生各種疾病。

壓力過大、情緒波動

這是非常常見的現代人症候群，人的大腦主要的功能是趨吉避凶，

所以當壓力來臨的時候，身體會對之前講過的高醣、高脂、高鈉這種會讓大腦產生愉悅感的食物有渴望，讓你靠著這些食物去躲避壓力。壓力一大就想狂吃不健康食物的人，約佔了 70% 以上，其他人則剛好相反，會不想進食。

所以懂得怎麼紓解壓力是健康上非常重要的一環。壓力是非常可怕的對手，它可以讓你在運動、飲食、作息都做對的情況下，讓身體的體能狀況與減肥效果依然停滯，甚至退步。

睡眠不足

飲食與睡眠是人體的兩大生存機制，其中一個減少，身體就會往另一邊增加，所以當我們睡眠不足或熬夜、太晚睡覺，就會讓你想吃東西。所以在減肥或飲食控制期間，晚睡與熬夜都是大忌。

氣溫的變化

我們的身體一直在保持一個恆定的狀態，所以在天氣冷的時候，會提高體溫來對抗寒冷，這個狀態是連續的，並不是一陣一陣的，畢竟天氣轉冷都不是短時間的事情。

所以當我們遇到寒冷的天氣，身體就會額外產熱來對抗低溫，這也意謂著我們會持續消耗身體的能量。當身體遇到這種情況，就會想要額外補充能量以備不時之需，這就是冬天時容易食慾大開、變胖的原因之一。夏天時變胖，則通常都是含糖飲料的問題較多。

另一個原因是，脂肪本身具有禦寒的能力，居住在較寒冷地區的

人，體脂肪也會比較多，當天氣寒冷時，身體也會傾向增加脂肪來協助禦寒。

應該很多人都有從游泳池起來後，感到非常飢餓，馬上跑到旁邊的販賣部買泡麵或黑輪、米血糕吃的經驗吧？那也是因為身體的體溫被池水降低，身體提高體溫來對抗，所產生的飢餓感，並非你的運動量太大而導致。回想一下你是游泳時間多一點，還是泡水時間多一點，你就能理解了。另一種情況是天氣很冷，你很餓，但是衣服一脫，開始洗熱水澡時，那個飢餓感就突然消失無蹤，也是一樣的。

為了對抗這個情況，請各位在遇到寒冷天氣時要做好保暖。

腸道菌的影響

腸道的細菌會因為我們吃下的食物而形成一個喜歡這些食物的腸道菌族群，所以很多時候當我們改變了飲食習慣，例如從亂吃零食這方面的飲食習慣，改成開始吃乾淨食物或原形食物時，身體往往會產生一種吃飽了但就是會嘴饞的感覺。

這種感覺一般有幾種情況：

1. 身體習慣使用吃飯麵所帶來的醣類能源，而不習慣使用脂肪當能源，即使我們吃了足夠的脂肪，身體還是不習慣使用脂肪。在身體習慣之前，就會有吃飽了但還想再吃的感覺。這時，通常會傾向特別想吃飯、麵、麵包之類的東西。我們稱之為碳水化合物成癮。
2. 微量元素缺乏，如果吃很多東西，然後剛好沒有吃到或吃夠缺乏的營養素，身體也會有這感覺。
3. 大腦想要緩解情緒，想要高醣、高脂、高鈉組合而成的食物。

4. 來自腸道菌的呼喚，腸道菌會影響你吃下它想吃的食物以餵養它。

第四種情況通常在堅持吃正確食物並維持正確攝取比例一段時間後，腸道環境就會改變，另外也可以使用咖啡灌腸來讓腸道細菌歸零，重新開始也可以。

關於咖啡灌腸，可以到郭漢聰醫師的「身與心的平衡」這個網站去查看，那裡有詳細的介紹，同時也是一個知識寶庫，非常推薦。

被訓練出來的反應

食慾是可以被訓練出來的，早餐就是一個很好的例子。

曾經有人做過一個科學實驗，就是讓實驗室人員穿著白色長袍去餵狗吃東西，其他非進食的時間，實驗室人員都不會穿白色長袍，這樣狗就養成了一個條件反射，牠只要看到白色長袍就會聯想到食物，開始流口水。

人類也是長時間被商人洗腦，商人不停地幫我們創造被訓練出來的食慾，例如早餐就是最好的例子，其他還有看電影就要吃爆米花和可樂，在球場看球賽就是吃熱狗和可樂，在家看球賽就是吃披薩和可樂，獎勵孩子就是買漢堡之類的。

這種情況導致我們不是因為餓了才吃，而是因為起床後不是本來就應該要吃早餐嗎？我們不是因為餓了才吃，而是因為，喔！七點了！所以應該吃東西了。

其中包括商人告訴你的：

你不吃早餐，胃會壞掉喔！

你不吃早餐，會變胖喔！

你不吃早餐，膽囊會結石喔！

拜託！自然界中沒有不定時吃三餐身體就會壞掉的生物啊？人類如果不吃早餐身體就會壞掉，早就被這個世界淘汰了。人類根本就無所謂什麼時候固定要進食，別再讓這種無稽之談欺騙你了。

當然，有很多科學證據可以證明這件事，不過由於我在這本書中不想放入太多專業內容，就不再詳述。

若有興趣，可以到我的臉書社團「了解生酮飲食－以及你無法成功減肥的真相」深入了解。

要對付這種情況，最理想的方式就是回歸自然，打破進食規律，餓了才吃，不餓不吃，當然前提是這個餓，必須是身體需求的餓，而不是其他原因的餓，如前面介紹的幾種情況。

藥物影響

這個項目多到不行，所以我簡單列舉幾種，有些藥物在使用後會提升人的食慾，最經典的就是治療精神疾病的藥物。

所以你會看到在服藥治療精神疾病的人，大部分都是過胖的，這不是他們的錯，你不能要求他們跟藥物效力對抗。另一個很經典的例子是大麻，它也會讓人胃口變好，根據用過的人提供經驗分享，就是你會把所有看得到的東西統統都吃下去。所以也有人使用大麻來治療厭食症。

像這種情況，你可能就要思考一下減肥與疾病治療的優先順序了，必須跟你的醫師討論，但這絕對不影響你將飲食習慣改變成以健康的食物為主。

環境因素

聽過望梅止渴嗎？

這就是一個很好的例子，只要有過相關經驗，人們就會對即將發生的事情有預先判斷及反應的能力，例如望梅止渴只會發生在吃過梅子的人身上，我們也會受到身體接收周圍環境的資訊來增加食慾，即使你一點都不餓。

例如看到美食，聽到蛋或是肉在油鍋裡面滋滋作響的聲音，這些都是會讓我們產生食慾的環境因素，商人創造的條件反射也是，例如去電影院時，你就會突然想到爆米花、熱狗，或是可樂和雞塊。

要應付這種情況，通常是避開這些容易讓你引發非需要性食慾的地方，或是準備健康的食物帶在身上，一樣吃，但是吃健康的食物。我知道你在想什麼，健康的食物不好吃啊！先別擔心，健康的食物也是很好吃的。

飲酒

有少數人喝酒後會沒有食慾，但更多的是喝了酒就會胃口大開。就連廚師都知道這一點，所以有時會搭配餐前酒，讓你胃口大開，把食物都吃光光。

酒精對於減肥與健身或是健康，都有莫大的傷害，所以至少在減肥期間，最好暫時戒酒。

酒精是一個非常強力的殺手，相信我，你絕對不會想要面對這個強大的敵人。

身體調節系統失靈

這部分有點複雜，不過別擔心，我會用最簡單的方式在後面的章節中一一跟大家解釋的。

卡路里計算的陷阱

我們知道肥胖的原因是吃太多東西，所以把一切的原因歸咎給熱量計算與熱量掌控。

卡路里是熱量計算的單位，一千卡等於一大卡，而一大卡的熱量是讓一公斤的水溫度上升一度的能量。我們通常講什麼東西有多少卡路里的熱量，講的都是大卡，例如「這個便當有 750 卡」，其實正確的說法是「這個便當有 750 大卡」。

在我們懂得如何計算卡路里之後，經常會用卡路里的計算公式，來計算飲食攝入的熱量跟運動支出的熱量。

但事實上，這樣的計算方式非常不準確，因為人體的構造要遠遠複雜於這麼簡單的卡路里進、卡路里出的概念。舉例來說，你真的相信吃 500 大卡的糖，跟吃 500 大卡的蔬菜沙拉，對身體產生的變化是一樣的嗎？你會不會覺得哪裡怪怪的？

要是我每天跑步三十分鐘，估計每天多支出 300 大卡的熱量，依這樣的計算，我應該多久之後就會瘦掉多少吧？

但現實就是，剛開始時瘦得比較明顯，後來體重就越來越掉不下

去了，不是嗎？所以這中間肯定出了什麼問題，沒錯吧？

食物的攝取對應到身體的反應，其實相當複雜，複雜到可能使用最高端的儀器去檢驗，也未必能反映出一切的變化。

舉例來說，相同分量的食材具有一樣的熱量，但會因為吸收利用率的不同，造成吸收的不同。相同內容的食物，會因為在不同的時間吃，造成不同的結果。相同內容的食物，也會因為一餐吃完與分成好幾餐吃，造成不同的結果。

除此之外，在壓力的影響之下，即使相同分量的食物，在一樣的時間、分相同的餐數吃，結果也是不一樣的。

運動也是一樣的情況，就拿跑步來說，我每天跑三十分鐘，預計會燃燒 300 大卡的熱量，那麼我跑三十天就消耗了 9,000 大卡，也就是一公斤的脂肪不見了，對吧？但現實卻是瘦的速度會越來越慢，甚至停滯不變。

怎麼會這樣？因為人體是非常節能，也是非常聰明的，會不停往省力、更有效率的方向去學習與成長。在開始跑步之後，會自主地開始找尋最省力的方式，不管是借地心引力前進，讓身體省點推力，只要跨步出去就好了，或是四肢協調能力增強，這些都意謂著你的身體對能量的使用效率提高，白話文就是一樣的能量可以讓你跑得更遠、更久。

所以，當你開始跑步之後，會越跑越不累、越跑越輕鬆。尤其在初期，你會越來越不累，大多是身體技巧的進步，而不是身體體能的成長，畢竟體能的成長是非常需要時間的。

當速度沒有提升、距離沒有變長、強度沒有變難的情況下，採行一樣的速度與距離，可能在你身體適應調整之後，所使用的能源卻大

大減少。若要減肥就得額外支出能量才行，你才會越跑越沒有效果。而這個問題只要增加速度、距離、時間、強度就能排除了。

　　卡路里計算容易出錯的原因，牽涉到能量使用的問題，也就是運動支出的卡路里從哪裡來。

　　我們想要的是從脂肪支出能量，這樣才能燃脂，這問題在後面的「身體能量的使用與儲存」單元會詳細介紹。

　　我們講這麼多，並不是說卡路里的計算就毫無意義了，這部分在後面的「搞懂代謝率」單元會詳細說明。

　　單純使用卡路里來計算自己的飲食攝取量或運動量，會有很大的落差。真實的情況是，身體不是單純的卡路里進、卡路里出，一卡就是一卡。我們必須從更全面的方向去了解，這樣才能把自己的運動和飲食調整得更好。

搞懂代謝率

　　講到新陳代謝，大家應該都有聽過，但是要針對新陳代謝講出一個所以然來，可能就有點困難。

　　「新陳」就是「新舊」的意思，「陳」就是「老」的意思，所以我們會講陳年老酒、陳年往事。代謝有兩種，一種是合成代謝，一種是分解代謝，但我們不用了解那麼多，你可以將「新陳代謝」理解為一種身體的除舊換新，讓身體的機能可以一直保持在良好狀態下運作的功能即可，雖然不精確，但對一般人來說足夠了。

什麼是代謝率？

代謝率有兩種狀態，一種是基礎代謝，一種是總代謝。

🌢 基礎代謝

這是指人在一般環境，即一般天候溫度，非劇烈運動或靜止不動的情況下，維持生命所必須消耗的熱量。

你也可以這樣理解：基本代謝就是基本消費的意思，你什麼都不做，要活著，一天就是要支付這些熱量，不然，你會因為入不敷出（吃進來的熱量不夠身體每天必須支出的熱量），而使得身體開始產生分解蛋白質（也就是分解肌肉）做為燃料來供應能量。為什麼是肌肉？因為它非常耗能，所以肌肉量高有助減肥和維持身材。當然，肌肉的好處不止這些，我們後面會再提到，相信我！你不會想失去它的。

然後，就是非維持生命必需的機能也會關閉或是降低機能，例如生殖系統，你可能會失去性慾，這非常合理不是嗎？如果連你都吃不飽了？你的小孩要吃什麼？你要性慾幹嘛？性慾在自然界的系統就是延續後代啊！

所以除了失去性慾，也許勃起也會有障礙，女孩子則是停經，伴隨著掉髮（營養供給不上來，頭髮也不是維持生命的必要選項），心情低落，提不起勁，對事物失去興趣（這樣才能讓你減少活動，保存更多的能量，度過這個饑荒期），最典型常見的就是胡亂使用不正確的低卡飲食或代餐時最容易出現。

基礎代謝率是一個確切的數值，也就是基礎代謝所需的熱量是多少大卡，例如 1,600 大卡。

編註：如何計算自己的基礎代謝率呢？美國運動醫學學會（American College of Sports Medicine, ACSM）提供了以下一個公式：

BMR（男）＝（13.7×體重〔公斤〕）＋（5.0×身高〔公分〕）－（6.8×年齡）+66

BMR（女）＝（9.6×體重〔公斤〕）＋（1.8×身高〔公分〕）－（4.7×年齡）+655

Dr. eye Health 網站（https://goo.gl/PZgMU）有提供快速查詢的功能。

● 總代謝

　　總代謝就是除了維持基礎生命必須支付的熱量外，你額外做了什麼事，而每一件事情都必須視強度與時間支付一定的熱量，這些熱量加上基礎代謝就是總代謝，也就是一天總共必須支付的熱量總額度。

　　舉例來說，絕大多數的人都必須工作來獲得薪水以維持生活。若從事不會消耗太多體能的工作，就不會額外支出太多熱量（但大量使用腦力者例外，大腦的耗能十分驚人），如果你的工作是必須消耗大量體力的，那麼額外支出的能量就會很大。

　　運動員的總代謝很驚人，因為他們一天必須接受的訓練量與時間量都很大。

　　假設你一天的基礎代謝是 1,600 大卡，額外的工作、運動、逛街等活動消耗了 500 大卡，那麼你的總代謝率即為 1,600 大卡加 500 大卡，也就是 2,100 大卡。

　　你吃進來的熱量高於這個數字，就會增加體重，若低於這個數字，體重就會降低，所以即使你吃鹽酥雞，只要吃不到 2,100 大卡，那麼你也會瘦。

　　這就是目前主流醫學提出的卡路里就是卡路里，一卡就是一卡，卡路里進來，卡路里出去，把人體當成簡單機器的理論。

　　由於這個理論的提出，所以主流醫師都是告訴你，少吃多動就是減肥的不二法門。增加支出，減少收入，然後你就會一直瘦下去。少吃多動這個方式的效果，是十分驚人的「差」，失敗率超過 99% 為什麼？因為這個理論模型一開始就是錯的，當理論模型是錯的，接下來一切根據這個模型設計出來的方式也都是錯的，這會讓人意外嗎？

　　總代謝率是西元一九〇〇年左右的產物，人體其實是非常複雜的恆定性機制生物，並不是簡單的機器，外在環境因素變化也是一個非常重要的影響代謝的變數。

　　此外，人體受到荷爾蒙、內分泌系統的影響非常大，甚至可說它們幾乎主宰了一切。這部分在後面的章節會陸續提到。我們先來談比較簡單的外在因素變化帶來的影響。

　　各位可曾回想起五十年來的變化？在以前的年代，交通方面基本上靠走路，通訊方面基本上靠大吼，現在在有些懷舊電影還可以看到一樓雜貨店家朝著二樓大吼：「三叔！電話！」等場景，現代交通和科技進展的速度十分驚人，所帶來的效應就是我們不再或是說無法花費太多額外的熱量去應付我們的生命維持了。

　　如果你以為只是少支出熱量而已，那就真的太天真了。由於少支出這些熱量，所以你的肌肉也相對變得不再被需要，人的體能和肌肉萎縮的速度將達到一個前所未有的速度，而肌肉本身也是一個支出熱量的大存在。

　　不只是肌肉萎縮而已，再來是身體機能下降，接著效率變差，其中還包括你的代謝能力，也就是說代謝率下降了，而且還下降得很厲

害。於是就出現一個很有趣的情況，我們依照算出來的代謝熱量下去吃，明明低於算出來的總代謝，結果還變胖了！

變胖了！變胖了？why？依照代謝率公式，我不是應該變瘦了？

因為那根本就不是你真正的基礎代謝率！基礎代謝率計算出來的誤差非常大，尤其是時代越進步，這個誤差就越可怕。

通常不是高估就是低估，其中絕大部分都是高估，但這不是說基礎代謝率的公式完全沒有價值，利用得好，它還是很有用處的。

估算正確的代謝率

生酮飲食非常特別，它是一種不需要計算基礎代謝率的飲食，但其他的飲食法可能就需要，尤其是在你的食慾控制系統被錯誤的飲食、顛倒的作息、沒有出口的壓力等弄錯亂的情況之下。

後面我們也會提到這個機制是怎麼成立的，畢竟要是不懂計算代謝率就會胖或營養失調而死的話，那麼在這個發現與公式出來之前，人們是怎麼活下來的？

所以如果你的飲食方式需要計算代謝率，我可以教你一個小方法去抓出你真正的代謝率。

你先使用公式算出自己的基礎代謝率，接下來計算一週所吃下的卡路里，如果體重上升，就代表這個數字超過你的總代謝，如果體重降低了，就表示這個數字低於你的總代謝量。

如果體重增加，就慢慢一週100大卡地調降，直到體重不變為止。如果體重降低了，就一週100卡慢慢地增加，直到體重不變。

等到真正的基礎代謝抓出來之後，就可以依照真正的總代謝來設

計如何使用低於總代謝率的卡路里限制法來減重。

　　雖然我一直認為這種方式不適合減重，反而對於增重增肌的效果
比較好。

正確使用卡路里控制飲食的方式

● 食材選擇

　　首先吃的東西必須都是原形食物，盡量避免高溫烹調，原形食物
就是看得出食物原本樣子的食物，如虱目魚，虱目魚丸就是加工食物，
除非確定商家品質，否則不要食用。

● 食物營養比例

　　蛋白質最後可以佔總攝取熱量的 25%，碳水化合物 30 ～ 40%、一
天至少 300 克（生食狀態的重量），剩下的就是脂肪（不要食用氫化
植物油，多吃魚）。

　　假設一天總代謝量 2,000 大卡，25% 就是 500 大卡，蛋白質和碳
水化合物都是一克 4 大卡，脂肪一克 9 大卡，所以 500÷4=125 克的蛋
白質，碳水化合物與脂肪也是用這個方式計算出來，再依此調配自己
的飲食。

● 四天循環

　　吃三天總代謝量的 80% 熱量，然後一天 120% 的熱量，每四天為
一個循環，三天總共減少 60% 的熱量，一天超過 20%，加總起來就是
每四天減少 40% 的熱量。

　　第四天叫做欺騙日，目的是告訴身體，我們並沒有遇到饑荒，所以不用降低代謝，關閉身體非生存必要的功能。這非常重要，若少掉這一個步驟，身體就容易出問題。

　　不過，若是進行生酮飲食，相較之下就不必這麼麻煩了。我會盡量簡化內容，讓你好實行，但這不代表你什麼都不用學嘿。

身體能量的使用與儲存

　　前文有提到，蛋白質不是身體主要的能量來源，碳水化合物（醣）與脂肪才是，其中這個能量使用的順序就是非常重要的事，在明白之後，你就會知道自己為什麼會變胖以及生酮飲食的原理。

　　碳水化合物是短期儲存能源，因為碳水化合物太佔空間，脂肪才是長期儲存的能源，而碳水化合物是身體最優先使用的能源，脂肪則是身體儲存的碳水化合物消耗到一定程度後才會開始使用。

　　相信大家應該都聽過有人說：跑步至少要超過三十分鐘才有燃脂效果吧？其實這跟能源的使用順序也有關係。

　　當我們開始跑步時，身體主要是以碳水化合物為主要能源，脂肪只有一點點。隨著碳水化合物的消耗增加，碳水化合物可支出的量逐漸減少，那麼脂肪使用的比例就開始增加，所以不在一定強度之下的跑步，沒有經過至少二十分鐘，來自脂肪的熱量就很少。

　　為什麼會這樣？

　　我非常愛用一個比喻：碳水化合物是錢包裡的現金，而脂肪是銀

行裡的存款。當你有現金這麼方便的東西，會使用提款機領錢出來支付嗎？尤其是你也沒有紅利點數可以收集的情況下。

所以我們為什麼變胖？

假設你每天需要支出兩千塊的金額（你的總代謝率），然後你每天收到兩千塊，甚至更多的現金（吃進來的碳水化合物），同時也往銀行存一千塊（吃進來的脂肪），那麼現金就夠你用了（身體的碳水化合物足夠支付總代謝），你根本就不會再去銀行（自身脂肪）提款，不是嗎？

尤其是你同時還往銀行（身體）存了錢（脂肪）。如果你收入的現金（碳水化合物）又超過一天的支出（總代謝率），那麼你剩下來用不到的一樣要存到銀行（碳水化合物轉化成脂肪形態儲存起來）。

因為碳水化合物不是利於儲存的能量形態，所以你可以把它形象化為錢包（細胞）能放的現金（碳水化合物）有限，太多會爆掉，所以只好存到銀行去。

然後呢？你就胖了，所以買了這本書坐在這裡看。

這其中還有胰島素的因素，胰島素可能是變胖與減肥最關鍵的荷爾蒙之一，但在這裡你可以先不用理會，後面會再詳細介紹。

所以你要減肥時該怎麼辦？

要一邊減少現金的收入（減少碳水化合物的攝取），而當錢包裡沒現金了，該怎麼付錢？那麼，就算領錢比較麻煩，你還是得領錢出來用（對身體來說，使用脂肪比使用碳水化合物麻煩，但它還是會提取脂肪出來使用）。

生酮飲食的原理就是這樣，透過減少現金（碳水化合物）的收入（攝取），然後強迫身體使用存款（身體脂肪）的一種飲食。

　　另一個問題就是，碳水化合物是所有食物中最會刺激胰島素分泌的食物，胰島素一高，就會妨礙脂肪提取出來使用，這就好像你空有一大堆存款在銀行，但是有人凍結了你的帳戶，讓你有錢也不能用。這一點我們會在下一章裡詳細說明。

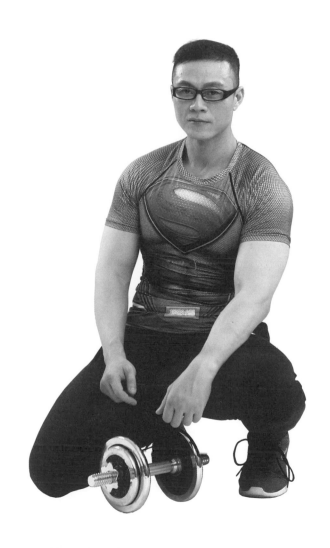

嘴饞時的撇步──生酮小零嘴

　　這應該是很多人都想知道的問題，但首先你要分清楚，你是肚子餓還是嘴饞。如果你是肚子餓，但是當天的蛋白質攝取量已經足夠的時候，我會建議吃清炒蔬菜，因為有可能是你的油脂攝取量不足才會導致肚子餓，而清炒蔬菜可以補充脂肪與纖維質及微量元素，又不至於波動太多胰島素，是減脂時非常好的選擇。

　　如果你是嘴饞，一般有兩種情況，一種是透過訓練成習慣而來的，如平常習慣看電視或電影都要配東西吃，或是電影院會不停的對你洗腦說，看電影就是要吃東西。

　　另一種是微量元素補充不足，所以才會不餓也想吃東西，此時多吃些高營養密度的食物，一般都能解決這個問題。

　　當然，生活也不能太無趣，不是嗎？所以我還是會開發很多小零食來吃，因為我自己也是一個很愛吃的人，而且我這個人非常的惡趣味，常搞一些很有趣的東西出來當零嘴，像我就會自己研發低糖和無糖的肉鬆，來取代爆米花，還可以補充蛋白質，其他像是低糖香腸、肉乾、煙燻豬肝、豬肝漢堡、低糖醬料（百搭醬、梅醋醬、凱撒醬），都是在家與外出很方便攜帶，好吃又健康的好物。

　　所以，你可以比照這種方式自己研發小零食，如果懶得

做，直接去我家的生酮廚房訂購就可以了，目前有提供全台宅配服務。（相關照片請見第 243 頁）

生酮廚房網址：

https://goo.gl/KnV1Cm

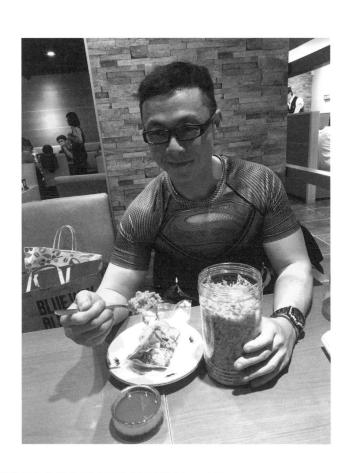

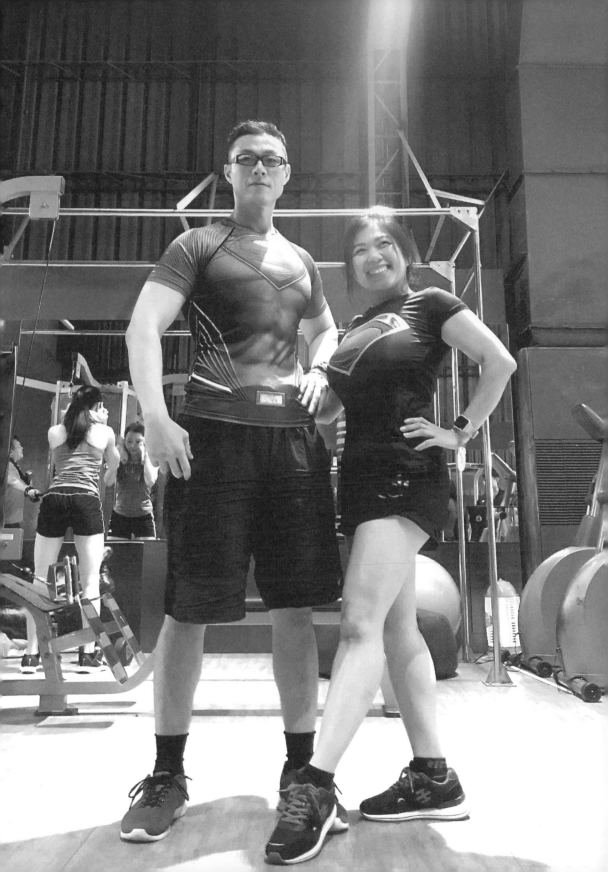

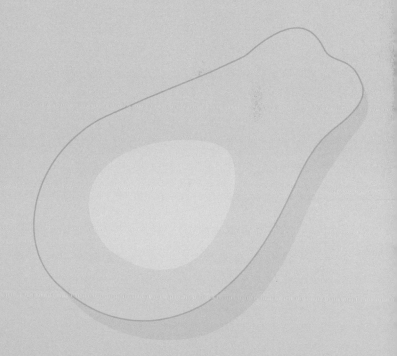

第 三 章
荷爾蒙、內分泌與肥胖

重點提領

- 胰島素的主要功能是合成，會把血液中過多的能量合成為脂肪儲存在身體裡。

- 我們主要支付出去的熱量來自碳水化合物或脂肪，而足夠的蛋白質是建構肌肉的主要材料。

- 身體真正的修復時間幾乎都是在晚上睡覺的時候，如果沒有足夠的睡眠，越訓練對身體的健康反而有不良影響。

- 碳水化合物的主要功能是提供糖，但身體能夠利用脂肪與蛋白質，生產轉化出糖，這個機能叫做「糖質新生」。這是生酮飲食者必須注意的生化機轉。

- 自體免疫疾病大多數是由飲食改變腸道環境所引起，很多人在改變飲食的內容之後，不適症狀都完全改善了。

- 有問題的不是碳水化合物，而是精緻碳水化合物。

- 所有食物都會影響胰島素，若胰島素一直處於高濃度狀態，脂肪就難以提取出來使用。

- 「少量多餐」的飲食方式，其實就是不斷在刺激胰島素。

- 一次吃很大一餐，或是三餐分量一次吃，血糖才有機會降下來，胰島素才能休息，身體也才有機會燃燒脂肪來當能源。

- 生酮飲食會讓你恢復正常食慾，也就是會依照身體的需求自動調控進食分量與進食頻率。

- 代糖不會影響血糖，卻會提升接下來攝取食物時所分泌的胰島素。

- 原形食物是指看得出食物原本的樣子。全食物是指一個完整形態的生命。這兩者並不相同。

胰島素是減肥的關鍵

來囉！終於要講到大魔王了！胰島素實際上是主宰你身材的終極大魔王。請打起十二分精神來，只要弄懂胰島素，減肥就成功一半了。

胰島素是由胰臟內的胰島貝塔（β）細胞分泌的一種內分泌激素（又稱荷爾蒙）。胰島素會調控體內的醣與脂肪代謝（合成代謝的部分），維持體內血糖穩定。

胰島素是由「胰」臟（又稱胰腺）上面的「島」狀細胞團所分泌的激「素」，故稱：胰島素。

有人叫胰島素「肥胖荷爾蒙」，也有人叫它「儲存荷爾蒙」，胰島素是一種非常強大的荷爾蒙，因為它主管的功能十分重要，嚴重失調的話，都是致命等級的風險。

我個人不喜歡這樣稱呼胰島素，因為這樣好像指胰島素是不好的一樣，如同有人會說好的膽固醇與不好的膽固醇一樣，通常講低密度脂蛋白為不好的膽固醇，但這是完全錯誤的講法，完全污名化低密度脂蛋白，這個部分我們在後面會講到。

我個人比較喜歡稱胰島素為「合成」荷爾蒙，因為胰島素的主要功能是合成，很多人不喜歡它的原因是，它會把血液中過多的能量合成為脂肪儲存起來，然後你就胖了。但是別忘了，儲存能量本來就是一種身體必備的工作，否則你再怎麼吃，身體永遠只有兩、三千大卡可用，那還得了？

脂肪一克可以產生 9 大卡能量，一個八十公斤、體脂率 20%（脂肪佔身體重量 20%）的人，身體就有十八公斤是脂肪，也就是說，光是脂肪，不去算醣類與可以拆下來用的蛋白質，脂肪也能提供 144,000

大卡的能量，幾近無窮無盡，正常人跑步一小時大概消耗 300 到 400 大卡，這樣你就知道萬一碰上饑荒、遇難、寒冬時，你的脂肪就顯得無比重要。

而醣在身體裡大約只佔 2,000 大卡左右的能量，萬一沒有儲存這些脂肪，只能使用醣類，除非你每天進食，否則會馬上死掉，因為這 2,000 大卡可能只能維持一天左右的總代謝。

當身體沒有胰島素，或是胰島素產量不足時，不管你怎麼吃，這些能量都沒有辦法使用。第一型糖尿病患者就是這樣子，所以如果沒有注射胰島素，他們就會一直消瘦到死亡。

所以，胰島素是大魔王、大壞蛋嗎？才不是呢！

胰島素跟肌肉的增加大有關係。若要增加肌肉，需要的要素有：

創造需求

使用足夠強度的訓練，讓身體創造足夠的代謝壓力，最常見的方式就是使用重量訓練來讓肌肉纖維產生微小的創傷，身體因為意識到現在正處於一個辛苦的生存環境，為了生存下去，就會調整身體的強度與形態，以適應這個環境。

所以給予身體這個辛苦的環境（如重量訓練），就是所謂的創造需求。

足夠的熱量與營養

如果把身體比喻為建築物，那麼創造需求就是我們想要把房子改

建得更堅固的第一個步驟，開始拆除一些結構不滿意、不夠強壯的地方，也就是創造肌肉的微創。

至於攝取足夠的熱量與營養，就是運送對的建築材料進入建築物（身體）。前文提過，我們每日有必須支出的代謝熱量用以維持生命，而修補身體、重新建造時，就會多上一筆額外的熱量必須支付出去，所以我們通常都會在自己的總代謝量再加上一筆運動時必須支付的熱量，以及修補建造肌肉需要的熱量。如果能量不足，身體就無法額外做一些其他工作，所以熱量不足是無法增肌的。

熱量可以來自一切除了水之外的任何食物，但是每種食物的營養成分與比例各自不同。就如前文提過，碳水化合物是身體的短暫能源，脂肪是長期能源，而蛋白質的主要功能之一是建構硬體。所以，我們主要支付出去的熱量來自碳水化合物或脂肪，而足夠的蛋白質是建構肌肉的主要材料。在增加肌肉的過程中，你只要蛋白質吃不夠，脂肪、碳水化合物和蔬菜吃再多，都沒有用。這就像是一棟要改建的房子（身體），已經把該敲掉的地方敲掉了（利用重量訓練造成微創），工人與資金也都準備好了（足夠的熱量），但是沒有建築材料（蛋白質），很囧吧？

所以，非但熱量必須充足，足夠的蛋白質與微量元素也是非常關鍵的，缺一不可。否則我們怎麼會說減肥容易，增肌難？

充足的睡眠

如果說重量訓練是破壞建築物不要的地方，攝取足夠的熱量與營養成分比例是把對與足夠的建築材料搬到身體裡面，那麼睡眠就是施

工的時間了。事實上，我們<u>身體真正的修復時間幾乎都是在晚上睡覺的時候，如果沒有足夠的睡眠，越訓練對身體的健康反而會有不良的影響。</u>

試著思考一下，你破壞建築物，也搬了正確的建材進去，卻始終不給工人時間施工重建，然後隔天再繼續破壞，搬材料進去，依然不給工人時間施工，然後呢？然後建築物就倒了啊！

胰島素

在以上三個要素之外，最關鍵的是胰島素。因為胰島素主導合成，包括肌肉。在你要增肌時，若胰島素低或是耗竭，基本上肌肉是長不出來的，當然如果胰島素太多，那麼長油的機率會大大超過長肉。

肌肉對我們的生存與健康而言，是非常重要的，這在後面的章節會詳述。絕大多數的人減肥時都只在乎公斤數，或是只要脂肪減少就好，卻不知道肌肉在良好的體態與維持不復胖方面有多重要，同時它還會加快減肥的速度，讓你有本錢吃更多的東西也不容易胖。

我們可以把胰島素的機制簡化再簡化，只簡單知道我們想要知道的就好了。

● 胰島素高：合成作用提高，<u>變壯或變胖</u>，或是兩者一起來。
● 胰島素低：合成作用下降，這個合成包括肌肉與脂肪，<u>而脂肪為身體能量最終、最主要的儲存形態，所有過多的蛋白質、碳水化合物都會被身體轉化成脂肪儲存。而脂肪就是脂肪，不用變，直接存起來就好了。</u>

另一方面，身體的代謝有兩種——合成代謝與分解代謝。你可以

把合成代謝想成存錢（脂肪）進銀行（身體），分解代謝想成領錢（脂肪）出來付款（燃燒，支付維持生命或活動的熱量）。

但是，你不會一邊存錢一邊取款吧？身體也是一樣，不能一邊合成能量儲存，一邊又分解能量出來燃燒。所以當胰島素高的時候，身體進行合成作用，同時分解作用就會被抑制。講得更簡單一點，高胰島素會抑制分解作用，也就是在胰島素高的情況之下，你無法或是很難分解身體儲存的脂肪出來用！

這就好像你明明在銀行裡存了大筆錢，但是不能領出來用，身上的現金也不夠，只能活活餓死一樣。也就是說，當胰島素濃度高時，身體就會一直不停地合成，同時又阻礙脂肪分解，所以只要不降低胰島素，你幾乎不可能減肥成功。

為什麼胰島素濃度會升高？

胰島素濃度會升高，主要有兩個因素，一個是來自血糖的升高，一個是來自腸泌素。我們在這裡只要理解血糖的部分就好，因為這是最容易被控制的部分。

只要血糖高到一定的程度，胰島素就會升高。胰島素的工作就是把血液裡的糖（能源）放到細胞裡存放，以預備使用，而且是優先的。如果細胞中已經放滿了，但血液裡還有很多能量，不管那能量是糖或脂肪，胰島素就會把它轉化為脂肪儲存起來。

那麼為什麼血糖會升高呢？

原因有很多，但我們在這裡只討論最好掌控的飲食。

最容易升高血糖的食物，就是碳水化合物，再來是蛋白質（約為碳水化合物的一半），最後是脂肪。

近代醫學不停地省思，我們之前為了減肥而把脂肪減低、碳水化合物提高，這種作法是不是錯了？當然錯了！如果這是對的，為何肥胖與心血管疾病的發生率持續上升？而且患病的年齡層持續下降？

如果胰島素是減肥的關鍵，那麼控制會提升胰島素的血糖就是關鍵，再進一步說，控制會大幅提升血糖的碳水化合物（即已經被精緻加工過的碳水化合物），就是關鍵中的關鍵。

什麼是血糖？

我們所攝取的食物，會經過消化系統，一路從牙齒、唾液開始，直到胃部、腸子，就像是進入一個工廠系統一樣，不停地被切割成更小的分子，同時被分類提供到需要的器官組織去。

碳水化合物主要就是被切割分解成葡萄糖（分子很小的糖，全身皆可利用的高效能源），然後進入到血液之中，在血液裡的糖就稱為「血糖」。

血糖太高或太低對身體都是有危害的，高血糖對心血管的傷害非常大，這也是為什麼身體不讓血糖維持在高濃度的原因，低血糖則是能量不足，人會有致命的風險，所以血糖必須恆定在一個範圍內，而且這個範圍很小。而胰島素對於血糖的調控就佔了非常重要的位置。

為什麼血糖濃度會升高？

血糖只容許在一個小範圍裡波動，這樣才能保持健康，但問題是，為什麼很多人沒辦法把血糖保持在這個範圍裡？

從人類最初的飲食型態說起

這個故事要從很久很久以前開始講起，真的非常久……其實，我們對於人類最初的飲食型態一直有很多的爭論，甚至連人類適合葷食或素食的話題都還在爭論不休。

我認為，必須從尚未懂得使用火的時代去想，這世界上其實不應該存在著需經過烹調程序才能進食的生物，人類當然也不例外。

所以，最原始的人類飲食方式，也是最符合人類生存方式的飲食會是什麼？我的推論是以狩獵為主，採集為輔。

雖然採集遠遠比狩獵簡單多了，水果與蔬菜不會動，它就是在那邊等著你去拿，消耗的體力少，而且又安全。此外，原始時代沒有所謂的醫療，一個在狩獵過程造成的傷口，可能就會導致感染，進而發炎、潰爛，導致致命的結果，所以採集遠比狩獵更安全。

問題在於人是群居的生物，而蔬菜和水果的生長需要時間，你沒辦法每天都有得吃，甚至在嚴寒的日子，你可能完全沒有蔬菜與水果可以食用，所以你必須不停地遷移以尋找食物。

再來，就是古代並沒有保存食物的技術，而尚未被狩獵的生物就一直是保持新鮮的狀態，一些比較不兇猛的生物，還可以被關起來飼養，餓了就可以殺來吃。

　　蔬菜和水果本身的熱量也不高，以前的水果沒有現在人工培育的這麼大，當然也沒有這麼甜，如果你以蔬菜和水果來提供熱量，就必須不斷地吃，而且還要有這麼多的量能供給整個部落的人每天這樣吃。相較之下，來自動物的脂肪是不是就能更高效地提供足夠的熱量？想一想，如果你整體需要 3,000 大卡的熱量，而這些熱量只能來自高麗菜，你必須吃多少？

　　高麗菜每 100 公克的熱量是 24.6 大卡左右，簡單以 25 大卡來計算，換算起來，你需要吃 12 公斤的高麗菜才足夠。就算你吃得下，要花多少時間在吃這件事上面？

　　3,000 大卡可能還是低估的熱量，因為以前的人沒有這麼便利的現代化建設，窮山惡水的環境，做什麼事情都得支出不少的能量。

　　再來是蛋白質的問題，我們有必需胺基酸（來自蛋白質的攝取）、必需脂肪酸（來自脂肪的攝取），但是沒有必需碳水化合物。

　　所謂的「必需」，就是指你無法自體生產，必須由外在的飲食攝取獲得。

　　碳水化合物主要的功能是提供糖，但身體能夠利用脂肪與蛋白質，生產轉化出糖，所以即使沒吃碳水化合物也沒有關係。這個機能叫做「糖質新生」。

　　所以，我們有必需胺基酸要攝取，也就是說，我們必須攝取足夠的蛋白質，而水果與蔬菜的蛋白質含量非常低，顯然無法提供我們的需求。

　　一般素食者的蛋白質大多來自豆類與穀類，但它們大多是未經烹調與處理就難以食用的，所以原始人類要以素食維生，困難度很高。

　　人類的演進需要相當長的時間，所以我們的飲食內容無法經得起

太大的變化，以這個推論來看，其實人類一開始就是適應低碳水化合物飲食的身體構造與設計。當然，去除大量的碳水化合物後，不管怎麼吃，我們的血糖都能落在那個小範圍裡，就不會因為血糖失控，或是吃過多而變胖。

人類飲食大躍進的問題

我知道你想講什麼？可是我們就是一路吃飯、麵過來的，以前的人也沒有這些疾病，很多地方都是以碳水化合物為主食，那裡的人們也很健康啊！

別急，請聽我慢慢說。

接下來，我們可能遇到了某次森林大火，某個人聞到香味，試吃之後，覺得實在是太好吃了，後來找到如何生火與保存火的方式之後，人類的飲食就大躍進了。

有專家認為，烹調的出現，是人類大腦開發成長得這麼快的最主要因素，因為它讓我們有充足的熱量與穩定的食物營養供給，使人腦得到這些能量與營養，我們才能登上食物鏈的頂端。

接下來，我們不停地開發各種飲食相關項目出來，例如食物如何保存、調味的出現、食物之間的搭配與組合、畜養家畜、食物加工，然後問題就出現了。

烹調加工讓那些我們原本不能吃的東西，變成能吃的，但身體其實無法接受這些食物。所有的生物都是這樣，他們只能接受未經烹調就能吃的東西，若將那些未經烹調就不能吃的東西吃進去，就會開始導致很多問題，例如自體免疫疾病。

「自體免疫疾病」簡單來說就是身體的免疫系統失調,大多是由飲食改變腸道環境所引起,所以很多人在改變飲食的內容之後,一些過敏症狀、身體不適,都完全改善了。

在烹調的手法出現後,人類就開始以大量的碳水化合物為主食,因為碳水化合物製成的食物,大多由栽種而來,風險低、成本低、產量大、容易填飽肚子、易於保存,因而成為主食。

那麼,為什麼這個階段的人依然沒有血糖的問題,沒有糖尿病的問題呢?雖然他們可能已經開始有了自體免疫疾病的問題,但在最容易升高血糖的碳水化合物成為比例最大的主食後,我們前面講的肥胖、心血管疾病、糖尿病等事情卻沒有發生?為什麼呢?

有問題的不是碳水化合物,至少以肥胖與心血管疾病、糖尿病來說是這樣(此處先不提自體免疫疾病的部分),真正有問題的是精緻碳水化合物。

你有沒有聽過高 GI 與低 GI 的食物?曾經減肥的人應該多多少少都聽過這個名詞。高 GI 的意思是,吃下去後短時間內就會快速拉高血糖的食物,血糖升得越快越高,該食物的 GI 值越高,所以這些食物又叫做「高升糖食物」,低 GI 則是剛好相反的情況。

根莖類碳水化合物,像是地瓜之類的食物,以及未精緻過的穀物,如糙米,這些食物本身就含有豐富的膳食纖維,而膳食纖維會大大延緩血糖的上升速度,所以這些食物即使吃的量比較大,血糖也是緩慢上升的。

此外,以前栽種的食物都是有機的、乾淨的,而且食物來源又沒有現在那麼隨手可得,所以以前的人吃東西時,像是地瓜或香蕉,都是直接帶皮吃的。這些外皮的膳食纖維非常高,富含營養素,是高密

度的食物來源，不但容易飽，還不容易餓，再加上營養多又充足，所以不會有現代人吃碳水化合物的問題。更精確的講，他們吃的碳水化合物跟我們的根本完全不一樣。

時代進化帶來的災難

最後，最可怕的年代來臨，當工業革命之後，戰爭結束，世界飛快地成長與發展，人們的生活變得富足，食物開始隨手可得。同時，科技的便利化，讓我們的運動量越來越少，而社會環境的變化，則讓我們的壓力越來越大，日夜生活顛倒，生活周圍的環境毒素增加，這就是我們在短短幾十年就遇到的變化。

由於科技的進步，食物也再一次的變化，在這裡不用「進化」一詞的原因，是因為它並非變得更好，而是變得更差了。

精緻碳水化合物做成的食物開始大量出現，更要命的是，除了精緻過，只留下空的熱量之外，營養還都被移除了。再加上容易令人上癮的大量脂肪，大量的糖、鹽調味，一款款會讓人腦產生愉悅感，如同毒品般易讓人上癮的食物就不停的出現了。

其中，除了精緻過的碳水化合物外，還有一個大問題是使用了大量的氫化植物油，也就是人工反式脂肪，這種脂肪對身體的傷害非常大（值得一提的是，天然反式脂肪反而對人體相當好），再來是蛋白質的量也非常少。充斥著各種好吃到不行，甚至比毒品更容易讓人上癮，但對人體傷害卻很大的食物的環境，就這樣形成了。

你以為故事到這裡就結束了嗎？並沒有！更糟的還在後面，甚至可以說，這只是個開端而已。

接下來怎麼了？胖子不停地大量出現，越到後面，年輕的胖子就越多，心臟病、糖尿病等，這個以前幾乎沒有出現過的疾病，開始出現在人類族群裡。

然後，醫師就開始不停地想找出原因和對策。

胖子身上什麼東西最多？脂肪最多啊！那麼是不是少吃點脂肪就好啦？對，一定就是這樣，好的，那我們就用少吃脂肪，尤其是動物性脂肪，這種飽和脂肪酸最不健康了，來制定策略吧！

然後災難就發生了，也就是一直到現在還會看到的，目前依然是主流的「低脂飲食」。

我們的食物大部分來自四個組合，蛋白質、脂肪、碳水化合物和蔬菜。其中減少了哪一項的內容，就必須在其他項目中補充回來。蔬菜一直是最沒有爭議的部分，從以前到現在，幾乎所有人都認同蔬菜應該要多吃，所以蔬菜無須納入討論，除非是對飲食不了解的人，被商人欺騙的，例如玉米是黃金「蔬菜」，但玉米不是蔬菜，玉米屬於碳水化合物，玉米筍才是蔬菜。

所以，第一個我們先減少了脂肪，對吧？那麼，除了蔬菜以外的另兩樣就必須提高比例，沒錯吧？

低脂飲食要搭配提高蛋白質與碳水化合物，但是，醫師同時又告訴你，飽和脂肪是壞的，不能吃太多喔！飽和脂肪幾乎都是動物脂肪，所以接下來肉也不能多吃，因為肉上面多多少少都有動物脂肪在上面，要吃也要吃健身人士最喜歡的雞胸肉，因為雞胸肉本身的脂肪就少，而且最好再水煮一下，把裡面的油再榨乾一點，大家都在比油能攝取少到什麼樣的極致，並引以為榮。

好吧，肉也不能多吃了，該怎麼辦才好？那就變成大量蔬菜與超

級高比例的碳水化合物，或是精緻碳水化合物搭上少量蛋白質與很少的脂肪。

記得我們前面提過的嗎？身體有必需胺基酸，來自蛋白質；必需脂肪酸，來自脂肪。但沒有必需碳水化合物。現在你把必定要攝取的營養量減到這麼低，不一定需要的營養提高到最高，而這個被你提到最高的，萬一還是精緻過的白飯、白麵、白麵包，那就連微量元素都不見了。

認為動物油不健康，所以把植物油，而且是氫化植物油，當成主要油品來源，這進一步加劇了身體健康的惡化。

在這個時代，脂肪不停地被污名化，碳水化合物不斷地被提升地位，其中不乏惡質的商人買通失去風骨的學者，加上政府推波助瀾的因素在裡面。結果呢？心臟病、糖尿病、肥胖症患者的比例不減反增，說明這個理論模型完全是錯誤的。這就是為什麼我們現在隨便吃，血糖隨便就爆表，而我們的食慾系統完全幫不上忙的原因。這真是一個非常長的故事。

血糖高、胰島素高，又會如何？

血糖高、胰島素高，會如何呢？這種情況長期下來，將會產生「胰島素阻抗」，也就是糖尿病產生的主要原因。這跟減肥息息相關。

前面提過，身體一旦偵測到血糖過高，胰臟的只塔細胞就會分泌胰島素，胰島素會將血液裡的血糖送到細胞裡儲存，或是合成脂肪。

　　加拿大的糖尿病醫師傑森・方（Jason Fung）有一個非常生動的形容，拿來解釋胰島素阻抗，非常容易讓人理解。

血糖＝乘客

車站＝血管

站務人員＝胰島素

列車＝細胞

　　現在，請想像一下日本的上下班通勤狀況。當列車（細胞）是空的時候，站務人員（胰島素）非常輕鬆，只要少數幾個站務人員指揮引導乘客（血糖）上車（進入細胞）就可以了。

　　但是，當列車（細胞）塞滿乘客（糖）的時候呢？你就會看到更多的站務人員（分泌更多胰島素），來將乘客（糖），死命地推入列車（細胞）裡。

　　使用了更多的站務人員來做一樣的事情，就是胰島素阻抗，需要分泌越來越多的胰島素，才能完成正常的工作。

　　然而，就算使用了更多的站務人員，但列車滿了就是滿了，再也塞不進去了，所以乘客還是留在車站裡，也就是糖依然留在血管裡，所以你的血糖濃度就是高的，長時間高血糖又會對血管造成傷害，成為一個惡性循環，造成糖尿病。

　　越來越滿的列車（細胞），越來越多的站務人員（胰島素），最後站務人員因為一直工作，沒有輪班，全都累倒了，也就是胰島素的貝塔細胞被你操掛了，這就是糖尿病後期。

　　所以，**胰島素阻抗真正的原因來自於細胞裡的碳水化合物超載**，若要解決胰島素阻抗，就得解決細胞裡超載的碳水化合物。而且必須在貝塔細胞掛點之前，要是它掛了就沒搞頭了。這也就是低碳水化合

物／生酮飲食／斷食能夠處理肥胖，以及讓胰臟貝塔細胞有機會復原的原理。

首先，我們採行低碳水化合物、生酮飲食或斷食，就能減少碳水化合物進入身體。然而，身體還是需要能量，同時，碳水化合物轉化而成的糖又是優先使用的能源，所以我們會一邊把細胞裡的碳水化合物漸漸用完，如同不要再讓乘客到車站，或是只接受少量的乘客到車站，同時列車還是會正常發車，把車站裡的乘客送走。所以細胞裡的糖就會被用掉，漸漸的，細胞裡塞得爆滿的糖就會清空。同時，胰島素在這段時間也不需要分泌，等於是放站務人員去休假，讓胰臟的貝塔細胞有機會喘口氣休息，然後復原。

但是，細胞裡面的糖用完後，身體還是需要能源，那該怎麼辦？這時，我們長期儲存的脂肪就派上用場了。尤其是當胰島素處於低標時，它就不會再妨礙脂肪的分解及提取使用，所以可以源源不絕地將脂肪拿出來燒，你肚子的油、內臟上面的油，都會慢慢減少，有沒有很棒？

其中還有一個更快的方式，就是加上無氧運動。無氧運動不但能增加燃燒糖的速度，也會增加胰島素敏感度。所謂的胰島素敏感度，就是指相同分量的胰島素能夠降低的血糖越多的話，代表胰島素敏感度就越高，也就是胰島素能夠被更高效地使用。胰臟不必分泌那麼多的胰島素，負擔自然就小，而且，身體沒有時常處於高胰島素狀況，你也不容易胖。

幾乎所有代謝症候群都是來自肥胖，所以如果能夠加上運動，讓胰島素恢復正常的話，對減重的速度也有很人的幫助，這些我都會在後面詳細介紹。

少量多餐 vs. 大量少餐

我們常常聽到「要減肥就是要少量多餐」的說法，但這真的對減肥有幫助嗎？大量少餐會讓我們變胖嗎？這是一個非常重要的觀念，對於減肥也佔有絕對的影響，為什麼呢？這一切還是要從胰島素談起，了解胰島素的機制，就能知道少量多餐與大量少餐之間對減肥的影響差異到底在哪裡。

前面提過，除了水之外的食物，多多少少都會影響到胰島素的波動，而精緻碳水化合物對於胰島素的影響最大，因為它提升血糖的速度最快，接下來是複合碳水化合物，因為未經過加工精緻的碳水化合物，通常有豐富的膳食纖維可以抑制血糖上升的速度，營養價值高又不容易消化，所以可以維持更久的飽足感。複合碳水化合物不會造成血糖快速上升，也就不會像精緻碳水化合物一樣，讓你吃完後就昏昏欲睡。

大家應該多多少少都有這樣的經驗吧，明明剛睡醒，但吃完早餐之後又開始暈了，或是吃完午餐之後想要睡覺，也有些人愛上很晚才吃飯，因為一吃完就暈了，直接睡覺最好，這些都是因為血糖上升的速度太快造成的，另一個原因則是血液都跑到肚子裡的內臟幫忙消化，所以腦袋的血流量不足所導致。

接下來是蛋白質，蛋白質影響血糖上升的速度約為碳水化合物的一半，而且蛋白質的消化速度比起碳水化合物更慢，所以也會有更久的飽足感。葉菜類或根莖類蔬菜雖然含有澱粉，但是更有豐富的膳食纖維，效果類似複合碳水化合物，甚至因為蔬菜的澱粉含量少，膳食纖維含量大，所以血糖上升的波動更小。

最後才是脂肪，脂肪影響血糖上升的幅度很小，因為脂肪本身就是身體兩大能量來源之一，不需要特別轉化為糖，自然對血糖的影響很小。除非身體有特殊的需求，糖分不足，脂肪才需要經由「糖質新生」這個機制轉化為糖。脂肪同時也是最難消化的，所以飽足感最強。有些人覺得使用低脂的水煮餐會很容易餓，通常就是因為少了脂肪這類難消化的食物，所以身體消化這些食物的速度比平常更快，自然就餓得比較快。

由於所有食物都會影響胰島素，而胰島素若一直處於高濃度狀態，脂肪就難以提取分解出來使用，如此一來，我們大部分的能量來源就只有少量儲存的糖。當糖用完了，脂肪又不能拿出來燒，或是不容易拿出來燒時，就像是現金花光了又不能提款出來用，只好再找現金來源。但是，你吃東西時不會只吃碳水化合物，當然還有脂肪、蛋白質等，這等於是拿了需要花的現金之外，同時又往銀行裡存錢，存款越來越多，相當於身體的脂肪越來越多。

因此，「少量多餐」這種在一天中不斷進食小餐，其實就是不斷在刺激胰島素，當它快要降卜去時，你又讓它上來。假設你一天有八小時的睡眠，醒著的時間有十六小時，其中分成六小餐進食，等於幾乎每兩個半小時就要吃一次，如果一次吃三十分鐘，等於每兩個小時吃一次，你的胰島素幾乎完全沒有休息，不是嗎？

「大量少餐」就是剛好相反的情況了，我知道你對大量少餐有非常多的疑慮，不過別擔心，我會一一解釋。

首先，我知道你想講什麼：這麼久沒吃東西，胃不會壞掉喔？人家都說早餐不吃身體會壞掉耶！孩子，不會的，沒有這種事情，除非你本身的腸胃已經壞了，例如你的胃黏膜有破損，分泌的胃酸才會傷

害你的胃，但這通常不是長時間不吃所造成的，大多數是壓力以及常吃一些刺激性的東西，才會導致胃黏膜出狀況，尤其是酒精！

你仔細想想看，遠古人類的生活裡，食物的取得並沒有這麼方便，幾天沒有一餐，找不到食物，都是正常的情況。要是每一天沒有早餐可以吃，就會讓你的胃或膽壞掉，人類這種生物早就被淘汰了。在世界紀錄中，有人完全不吃東西，只有喝水以及補充維他命，可以維持三百多天，腸胃也沒有因為這樣而發生什麼事。所以，那完全是錯誤的觀念與想法。

一次吃很大量的一餐，或是三餐分量一次吃，反而容易胖吧？錯錯錯！剛好相反。這樣血糖才有機會降下來，胰島素有機會休息，如此一來就不會干擾脂肪的分解，你才有機會燃燒脂肪來當能源。你接下來應該想問：「可是這樣會很餓吧？」不過，只有剛開始會這樣，如果你依照〈第四章生酮實踐篇〉裡的循序漸進方式，那麼事情就會跟你想像的完全不一樣。

去除其他不是因為能源（熱量）短缺的飢餓（如缺乏微量元素、腸道菌及天氣的影響、視覺與嗅覺收到訊號，或是訓練出來的食慾，像是沒事就習慣吃零食）來說，只要身體不缺熱量，或是儲存的熱量太多（肚子那圈油），你就不會因為短時間沒有進食而感到飢餓。

所以，當胰島素不干擾脂肪分解時，你就有源源不絕的能量來源，幾乎不會餓，或是只有一陣一陣像浪潮般的微餓感，這種微餓感不會讓你不舒服、情緒暴躁，反而會讓你頭腦清楚，身體輕鬆舒服，充滿體力與動力。

為什麼我們會因為這樣而頭腦清晰、身體輕鬆，還充滿力量？沒吃東西，肚子餓，不是會沒有力氣行動嗎？對啊，我們一直以來接受

到的訊息都是這樣的，但這樣的情況不是因為飢餓來的，而是因為長時間使用碳水化合物為主食，血糖大幅升降所影響的。

正常來說，肚子餓不是這樣的情況。讓我們思考一下，你今天餓了，身體應該會動用儲備能源供給體力，讓你有充足的能源去找尋食物，以及有良好的精神與注意力去思考哪裡有食物？還是應該讓你渾身沒力氣，死死昏昏的在原地等死？儲備能源不就是在能源短缺時要拿出來用的嗎？要是短缺的時候拿不出來，就表示我們的身體一定哪裡出了問題，或是我們錯誤的作法影響了身體的能量儲備及提取機制。而且，我們儲存了幾乎用不完的能源在身體裡面，卻會因為一、兩餐沒吃就快要死掉，你不會覺得很奇怪嗎？所以請不用擔心，你的胃不會壞掉，你也不會餓得要死、餓得發脾氣或手抖頭昏之類的情況都不會發生。你早餐不吃會變胖？因為不吃東西而變胖？蝦密？這是什麼邏輯？

再來就是一次吃，就很難吃過量。試著想一想，你要把三餐的分量放在一餐裡面吃，其實不容易吧？但分散到三餐，就很容易吃下比一次吃的分量還多的食物了。所以，吃一餐很難過量，吃多餐反而容易過量，再來是腸胃的蠕動有一定的程序，食物在腸道裡的時間是固定的，所以一次吃較大量的食物，吸收效率會比較差，時間到了就排出去，吸收到的東西就比較少，吸收少，自然就不容易胖，對減肥反而是有利的。

雖然大量少餐比較有利於健康，也比較有利於減脂，但由於我們的進食習慣已經被商人訓練很久了，貿然減餐可能會導致不適，還是需要循序漸進來完成。但至少你已經知道為什麼不吃早餐會怎樣、一堆有的沒的對身體的傷害，都不是事實，也不需要每兩個小時就為了

減肥而不停地小餐進食，那是增肌在做的事，不是減肥。這個大量少餐有一個名詞，叫做「間歇性斷食」，最近非常夯，也許你已經聽過了，但你可能直到現在才知道它真正的原理與運作方式。

斷食是一門相當大的學問，在減肥與生酮，或是保持身體健康方面，都是非常重要的，這部分會在後面詳述。

進食的時間

什麼時候吃有差嗎？攝取的總熱量、總營養不是都一樣嗎？為什麼還要知道進食的時間？前面提到少量多餐 vs 大量少餐，假設我們都是一日一餐或一日兩餐的話，那什麼時候進食很重要嗎？

其實真的有差喔！我們的身體存在著日夜節律，會依照正常的情況，如日出而作、日落而息，不管你是不是夜貓子，身體都是這樣運作的。

早上的時候，在你還沒起床之前，身體為了要提供給你一整天啟動的力氣，所以會提高血液裡的能量，這也是為什麼我們講非特殊情況之下，早餐沒有什麼存在的必要，尤其是活動量很少的現代人，你根本不需要那麼多的能量。而且隨著時代的進步，你餐盤裡的東西越來越大，熱量越來越多，但是你的一天總能量支出，卻是比以前少很多，想想以前人的活動量與現代人的差異就知道了。

尤其是減肥的人，為什麼我們想要減肥，還要特地在身體能量最充足、最不需要能量的時候，攝取能量？這時正是分解身體儲存能源

出來使用的時機，如果進食，提高了胰島素，由胰島素主導合成，等於阻止了分解程序。但如果是一日吃一餐的話，早餐就是不錯的選擇，因為一樣的食物在早上進食，引起胰島素波動的幅度也最小。

是的！沒錯！不同的時間吃一樣的東西，對身體胰島素的影響是不一樣的。早上吃東西，胰島素分泌的幅度最小，中午其次，晚上最大，但如果想要一日一餐，對於減脂來說，最有利的是午餐，因為早上進食會打斷身體使用自體的能源。

但減肥不是只有拚速度，如果你有家庭，我會建議還是在晚上進食比較好。在晚上進食，相對於其他時間進食，其實只是減脂效率稍慢而已，除非你的空腹胰島素濃度很高，否則影響不會太大，其次還可以兼顧與家人的感情維繫。

晚上也是一個比較可以完全放鬆進食的時候，不會有吃完後還要工作的壓力；此外，工作時不進食，也可以提高酮體濃度，增加大腦的功能運作，使得思緒清晰，工作效率增加。少了進食時間，就可以將工作更快完成，或是有更多時間可以睡午覺，所以，吃午餐與晚餐各有優點，午餐不一定勝過晚餐。

但沒有爭議的是，早餐是可以優先捨去的選項，這一點是不變的。當然，生酮飲食不一定要搭配間歇性斷食，你一樣可以分開三餐吃，尤其是剛開始尚不適應的時候。但是在生酮狀態逐漸形成習慣之後，食慾會漸漸恢復正常，你會自動在身體不需要能量時不想吃東西，這非常重要，因為減肥這件事，忍住不吃，與不餓不想吃，對精神上的壓力是天差地別的。採用生酮飲食，你就不需要那麼多的意志力去支撐這個過程。

所以，你可能會從一開始被商人訓練養成的三餐習慣，甚至還有

下午茶、點心之類的多餐飲食，自動地覺得不想這麼頻繁的進食，接下來改成兩餐，再改成一餐，最後就是打破飲食規律，餓了就吃，不餓不吃，恢復正常的食慾狀態。

那麼這樣下去，人會不會越吃越少？越來越瘦？直到變成人乾或木乃伊？放心啦！這種事情是不會發生的。我說過，生酮飲食會讓你恢復正常食慾，也就是會依照身體的需求自動調控進食分量與進食頻率。生酮飲食不是減肥的飲食法，而是讓你恢復正常的飲食，所以如果你太胖了，在身體恢復正常食慾後，由於能量太多，身體就會優先把這些能量拿出來用，所以你會吃得少，進食頻率也少。因為身體裡的能量太多，對身體也是一種負擔。

當你身體的脂肪逐漸減少，儲存的能量不足時，食慾自然會提高，進食頻率也會提高，達到一個攝取與支出，還有身體儲存的能源恆定的狀態。

醫學上，男性的體脂肪大概是 12% ～ 20% 為健康的狀態，女性則是 22% ～ 28%。注意！這裡指的是對身體來說的健康狀態，並不是影視娛樂給你的嚴苛好身材的標準。體脂肪的存在是非常重要的，並不是越低越好。體脂肪太低，身體有很多機能都會出問題，所以男生最好不要低於 10%，女性則是不要低於 17%。

但是，你也不用太過擔心，除非是運動員，否則一般健康的人很難達到並維持在這個狀態。

根據我自己執業的經驗，不運動且採行生酮飲食的人，在正常飲食的情況下，男生的體脂肪會落在 15% 左右，女生會落在 22% ～ 24% 左右，想要再低，就必須搭配運動與飲食控制才能達成。所以，什麼餓到死，什麼厭食症，都是無稽之談，無需擔心。

　　餐數的減少也不用刻意開始，我會建議讓它自然發生就好。畢竟減肥不是短暫的事情，貴在持久、舒服、開心，速度反而是其次，健康也是，所以等到食慾自然減少時再減少餐數即可，從早餐開始去除，接下來的午餐和晚餐則可以看個人的生活環境來選擇。

自體免疫疾病與食材的選擇

　　在食物挑選上面的學問其實很大，例如前文提過的，很多東西其實不適合我們吃，只是因為烹調的發明，讓很多原本不能吃的東西，都變成可以吃的了。但是，可以吃下去，不代表不會出問題，久了就會產生腸漏症、腸道菌環境失衡等情況，進而引發自體免疫疾病。

　　但是，世界上的食材何其多，無法一一介紹，所以我會簡單分類介紹在「自體免疫疾病」方面建議食用與不建議食用的食物，這樣你可以依照這些食物分類去選擇食材，再運用生酮飲食的方式調整食材比例，就能同時兼顧自體免疫疾病飲食與生酮飲食的原則，也就是原始人飲食結合生酮飲食的作法，以達到最佳效果。

可食用的食物

● 內臟類

　　含肉骨頭熬煮的大骨湯（絕佳的礦物質來源）、心臟、肝臟、腎臟、舌頭、血液，其中以肝臟與血液最營養也最重要。

　　肉食動物獵殺其他生物後，幾乎都是從內臟先吃，就是這個道理，因為它們的營養密度最高，遠遠超過單純肉的部位，內臟的蛋白質含量也比我們想的高，而脂肪含量則是比我們想的低很多。

　　也許你不習慣吃內臟，因為我們都被灌輸吃內臟的話，膽固醇會升高，不利於健康。

　　其實，久沒吃，自然會吃不習慣，但只要少量的開始吃，頻繁吃，身體很快就會適應習慣了。如同素食者，很久沒吃肉也會不習慣。所以，不是該項食物的問題，也不是什麼你天生不能吃某樣東西這種神奇的邏輯。

　　內臟中，以牛肝、鱈魚肝最佳，其次是豬肝，雞肝則效力較差，分量需要大一點。

　　血液是輸送全身營養的主要管道，所以血液也是身體裡營養最全面的部分，我們必須透過血液將營養輸送到全身，而當我們想知道身體裡的變化時，大多都是抽血，沒錯吧？所以，以前外國人覺得中國人吃內臟、吃大腦、吃血液很噁心、很髒，可是隨著飲食營養研究，以及觀察動物界自然的進食方式及順序，這個觀念也漸漸被扭轉了，越來越多的外國人也開始食用內臟及血液了。

● 肉類

　　牛肉、野牛肉、雞肉、鴨肉、鵝肉、羔羊肉、羊肉、豬肉、火雞肉、野味。

　　這裡要注意幾個重點，如果能夠選擇肉類，野生的絕對比養殖的好，用牧草飼養的，一定比用穀類飼養的好。牛肉是高升胰島素的食物，在你想要減肥時，如果吃了牛肉還是一樣能減肥，那就繼續吃。

但是，如果你吃了之後不會瘦，那麼在食材的選擇上，可能就必須要避開牛肉。

相對的，如果你今天的目的是增肌，那麼牛肉會是非常強力的夥伴。另外，鴨肉也非常棒，因為鴨肉的油脂是非常好的油脂。

魚類

鰻魚、鯰魚、鱈魚、比目魚、鯖魚、鯡魚、鬼頭刀、鮭魚、沙丁魚、鯛魚、吳郭魚、鱒魚、鮪魚、秋刀魚、鰹魚。

魚在健康的飲食裡面非常重要，最主要是因為魚有非常豐富的 Omega-3 脂肪酸，能幫我們平衡 Omega-6 脂肪酸。

Omega-3 脂肪酸同時還具有消炎的效果，而且還是天然無副作用，另外也含有豐富的 DHA 與 EPA，它們對於大腦與心血管的幫助可是非常大的。

所以，建議一週可以至少吃兩到三次的魚肉，魚油是其中的重點，千萬不要倒掉或浪費了。另外，鱈魚之類的白肉魚，油脂較少，可以依照自己的食量去選擇。

海鮮類

蛤蜊、螃蟹、蝦子、龍蝦、蚌、章魚、生蠔、明蝦、扇貝、淡水龍蝦（小龍蝦）、烏賊。

海鮮的特色是皆富含鈉、鉀、鈣、鎂、鐵、磷、鋅等礦物質，脂肪含量少，所以當你的食量沒有那麼大，無法攝入太多肉類，又擔心蛋白質不足，海鮮就是很好的選擇，其中的鋅尤其重要，對於生殖系統而言是一個非常重要的營養素。

有重訓習慣的人，對於鋅的消耗量與需求量都會比較大，更需要重視鋅的攝取。

但是，對甲殼類會過敏的人，則要特別注意。

◉ 海菜類

海藻、紫紅藻、海帶、紫菜、裙帶菜。

海菜是非常神奇的食物，它比起任何其他已知的食物含有更高的人體必需維生素和礦物質。這些礦物質呈現螯合態膠體的形態，更容易被人體吸收，螯合中微量元素的吸收利用率要高上很多。

海菜有豐富的膽鹼、葉酸、鎂、碘、Omega-3 脂肪酸、電解質、鈉、鉀、鈣、葉綠素，同時也是微量元素釩的最佳來源之一。

釩可以增強胰島素耐受度，同時也能調節血糖濃度，是非常重要的礦物質。

鎂本身參與身體的八百多種機能運作，碘則是對於甲狀腺非常重要。甲狀腺主要是調節身體的代謝機能，如果碘不足，身體的代謝就會出問題。

這麼多的好處一次完成，你說神奇不神奇？把它丟到大骨湯裡一起煮來吃，更是神中之神，絕對是無敵超高營養密度的大補帖！建議經常食用。

◉ 綠色葉菜類

甜菜、蘿蔔葉、羽衣甘藍菜、水菜（獅子牙）、菊苣、香草類、萵苣、菠菜、瑞士甜菜、青江菜。十字花科類，如芝麻葉芥菜、蕪菁葉、豆瓣菜（西洋菜）、大白菜、芥藍菜葉（與芥藍菜不同）、花椰菜、球

芽甘藍（小洋白菜）、高麗菜、白色花椰菜、芥藍菜、大頭菜、小胡蘿蔔、紫葉菊苣、蕪菁。

蔬菜的攝取在生酮或低碳水化合物飲食裡非常重要，因為我們很少攝取碳水化合物，也就少了複合碳水化合物裡的膳食纖維，所以更必須重視蔬菜的膳食纖維以及微量元素的攝取。

這裡有一點要特別注意，如果你經常大量攝取十字花科的蔬菜，那麼就必須在碘的攝取上更用心，把碘的攝取量再提高一點，從海菜或是從加碘鹽裡攝取都可以，才不至於導致身體裡碘的含量不足，如果能平均攝取，則不用在意。

根莖類蔬菜與南瓜類

葛根、甜菜、胡蘿蔔、木薯、豆薯、南瓜、南瓜屬、大頭菜、地瓜、芋頭、山藥。

看到這裡，一定有人會覺得很奇怪，不是要避開碳水化合物嗎？根莖類蔬菜的澱粉含量不是比較多嗎？這裡要講一個很重要的觀念，生酮不是不吃澱粉，也不是不吃糖，甚至生酮根本沒有不能吃的東西，生酮是一種比例飲食法，碳水化合物的比例比較低而已，記住！是比較低，而不是不能吃。

只要在你可以耐受，不至於因為這樣而脫酮的情況下，想吃什麼都可以，更何況是原形食物。所以，只有分量的問題，沒有能不能吃的問題。

莓果類

黑莓、藍莓、小紅莓、葡萄乾、葡萄、覆盆子、草莓。

莓果應該是生酮飲食中，除了酪梨之外最常吃的水果了，但也要小心注意碳水化合物的量不要超標。

莓果的營養價值非常高，所含有的類黃酮具有抗氧化、提升免疫功能的效果，也有維生素 A、C、E、K 與 B 群等營養素，有助於身體傷口癒合或是自我修復。

在生酮飲食裡很難吃到水果，偶爾可以吃一點來解饞。其他水果的碳水化合物含量太容易破錶，所以就不用介紹。

但是，一切都是分量的問題，你要切幾片檸檬加水喝，或是滴幾滴橙汁做成橙汁排骨都沒關係，沒有必要過分嚴格。

● 橄欖與其他高脂水果

酪梨、黑橄欖、椰子、綠橄欖。

酪梨在生酮飲食裡是非常棒的食物，脂肪含量很高，常常被做成沙拉或是醬汁。酪梨中的糖分比其他水果來得低，因此有些營養師直接把酪梨歸類為脂肪，而不是水果。

酪梨的營養成分包含鉀、鎂、葉酸、纖維質，維生素 B_2、B_6 和 C 等。酪梨也含有葉黃素，能夠預防攝護腺癌、白內障及視網膜黃斑部退化。酪梨含有的維生素 E 是一種強效的抗氧化物，可延緩老化過程，預防心血管疾病和多種不同的癌症發生。

橄欖的營養十分豐富，含有十七種人體所需要的必需胺基酸，橄欖果肉中含有豐富的蛋白質與維生素 C、類黃酮素、花青素、多酚、脂肪、碳水化合物、鈣、磷、鐵。

橄欖的味道也許就是來自多酚，其中的多酚有抗發炎、改善免疫功能，也可以保護心血管系統。

地中海料理是非常適合做成生酮飲食比例的料理，裡面就經常會放黑橄欖。

◉ 辛香食物

韭菜、大蒜、薑、薑黃、辣椒、蝦夷蔥、洋蔥、蔥、青蔥、大蔥。

辛香食物的營養價值非常高且多元。薑所含的營養素有薑辣素、薑醇、薑烯、鉀、鎂、錳、鋅、硒等，有助於身體抗氧化、抗發炎、促進腸胃蠕動等。

大蒜包含了維生素 B、C，鈣、鐵、大蒜素、蛋白質及脂肪等營養素，具有殺菌的效果，其中的大蒜素還能促進身體循環，幫助加強身體代謝能力，也對預防中風有幫助。

辣椒含有維生素 B、C，胡蘿蔔素、辣椒素等，可以提振精神、協助身體抗氧化、抗衰老等，其中的辣椒素也能促進血液循環、加速脂肪燃燒，提升新陳代謝。

薑黃中含有的薑黃素，除了有抗發炎、抗凝血、防感染、抗氧化、防癌等功效，還有預防阿茲海默症、惡性腫瘤、高血糖、發炎性腸炎及關節炎等效果，有些自然療法也會使用薑黃來協助降膽固醇。

蔥含有維生素 C、β-胡蘿蔔素、鈣、硒、硫化物、多醣體、蔥辣素及蘋果酸，具有抗氧化、預防便祕、增強免疫力等功效。

辛香食物唯一的問題就是碳水化合物的含量不低，所以在使用上要特別小心不要過量，避免碳水化合物超標。

◉ 其他水果與蔬菜

蘆筍、芹菜、黃瓜、秋葵、櫛瓜。

蘆筍中含有多種人體必需的微量元素，如鈣、磷、鉀、鐵、鋅、銅、錳、硒、鉻等。

其中的硒尤其需要注意，因為飲食中硒含量攝取偏低的人，罹患肝癌、大腸癌的機率會比較高，尤其是大腸癌，已經是臺灣人常得癌症的第一名。

有研究觀察到，以大量的硒輔助癌症醫療，可以抑制乳癌、肺癌、前列腺癌、結腸癌、小腸癌、肝癌的癌細胞生長，並發現硒與化學抗癌藥物 Adriamycin 與 Taxol 合併使用時，能強化其醫療效果。其他還有天門冬素及葉酸都是對身體極好的營養。

只是蘆筍的碳水化合物含量不低，在生酮飲食裡要酌量攝取，可以用攝取的頻率補足分量的問題。

芹菜的蛋白質含量比一般瓜果蔬菜高出一倍，鐵含量更是番茄的二十倍左右，維生素 B 含量高，鈣、磷、鐵等礦物質元素含量也高於一般綠色蔬菜。

另外，經常被人忽略甚至丟棄的芹菜葉，營養含量超過我們經常食用的芹菜莖。像是胡蘿蔔素含量超過八十八倍，維生素 C 的含量超過十三倍，維生素 B_1 的含量超過十七倍，蛋白質超過十一倍，鈣超過兩倍。芹菜葉的抗壞血酸（維生素 C）含量也頗高。

小黃瓜中有抑制糖類物質轉化為脂肪的丙醇二酸，可以抑制脂肪的產生。同時，它也含有豐富的鉀鹽，維生素 A、C，磷、鐵和硒。

秋葵的營養價值非常高，其中最吸睛的大概就是含有大量的水溶性膳食纖維，除了可以降血壓、控制血糖、幫助消化，對預防大腸癌也有幫助。

水溶性膳食纖維會讓人有飽足感，對控制體重也有幫助。唯一美

中不足的是，在生酮飲食裡，秋葵算是碳水化合物含量比較高的食物，一樣可以使用高進食頻率來補足分量的不足。

一般人可能對於櫛瓜非常陌生，但是吃生酮飲食的人對櫛瓜一定不陌生，櫛瓜是非常營養的食材，含有豐富的鉀、鈣、鐵等礦物質和 β-胡蘿蔔素，能夠預防貧血、強健骨骼、提高免疫力等，同時是女生補鐵的好來源。

櫛瓜之所以在生酮飲食中大名鼎鼎，不是因為它豐富的營養價值，而是因為櫛瓜可以做出仿餅皮的效果，有人甚至開發出櫛瓜披薩，十分有趣。

飲食就是要有趣、好吃才能持久，套一句星爺的話就是：「好吃、新奇又好玩！」

● 脂肪

椰子油、初榨橄欖油、酪梨。

椰子油富含中鏈脂肪酸，中鏈脂肪酸非常容易產生酮體，對於生酮飲食是非常有利的油品。

椰子油雖然是植物油，卻是非常穩定的飽和脂肪酸，適合拿來做中高溫的烹調用油。

椰子油也含有豐富的月桂酸，月桂酸是一種有抗菌效果的脂肪酸，椰子油中的月桂酸含量達到 47%，在其他油脂中很少見。由於這個特性而出現一種椰子油油漱法，也就是用椰子油漱口，是一種天然的抗菌方式。

椰子油是非常好的護膚聖品，將少量椰子油塗抹在皮膚上，可以避免皮膚過乾，讓皮膚保濕，也有止癢的功效，比保養品還好用。

椰子油的價值不僅於此，中鏈脂肪酸不需要膽汁來乳化分解，可以直接吸收當能源，故有利於肝病患者、消化不良者、膽囊切除者。

至於初榨橄欖油，所謂的初榨，是指在手工採收橄欖後，在製作流程中經過清洗、烘乾、壓榨、過濾、裝瓶等的工序，必須控制在二十四小時以內完成，才能避免橄欖油因為氧化而變質。

而且製作過程中要以「冷壓」的方式來製造；冷壓是指在壓榨種子取油時，保持溫度不能超過攝氏 30 度以上，才能不破壞橄欖油的營養成分。

橄欖油富含多元不飽和脂肪酸、類胡蘿蔔素、維生素 E，以及具有抗氧化力的多酚等多種營養素。橄欖油主要是相對較不穩定的不飽和脂肪酸，所以在烹調上適合中溫以下的烹調方式，或是直接淋在食材上面食用。

酪梨含有豐富的葉酸、鉀、鎂和維生素 E，也是維生素 B 和纖維素的最佳來源之一，同時含有抗氧化物及植物性抗癌成分，是非常好的脂肪來源。

建議避開的食物

● 酒

酒也許對於身體有一些好處，但它帶來的壞處更多。身體中肌肉與脂肪的比例，有很大程度是看男性荷爾蒙與女性荷爾蒙的比例而定，也就是睪固酮與雌激素。

所以，即使男女都不運動，男生先天的肌肉量就高於女生，女生先天的脂肪就高於男生。

　　酒精會降低睪固酮的濃度，提高雌激素的濃度，直接且非常強效，所以你可以看到時常飲酒的男性，在脂肪的堆積方面，往往朝女性的體態發展，最明顯的就是乳房。

　　一般肥胖的男性與飲酒導致肥胖的男性，脂肪在胸部上的堆積是不一樣的，嚴重的甚至近似女乳症的情況。飲酒可能會導致肌肉減少，脂肪堆積。

　　肌肉是一個光是維持就需要消耗較大量能量的組織，肌肉減少後，代謝就會下降，你就更容易肥胖，形成一個惡性循環。

　　酒精與高濃縮果糖是非常特殊的碳水化合物，所以高濃縮果糖又叫「不會醉的酒精」，兩者之間的相似程度非常高。

　　酒精與高濃縮果糖在生理機制上能夠繞開血糖與胰島素的作用，直接在肝臟形成脂肪，也就是直接變成內臟脂肪，對身體的危害是屬於最大的那一種。

　　所以，你在攝取酒精與果糖後，發現血糖沒有太大的反應，不要為此而開心，這不是因為它們比較好，而是它們更糟。

　　酒精也會大大增加肝臟的代謝壓力，尤其據研究，臺灣人是最不適合喝酒的人，因為我們的基因中少了分解酒精的酵素，所以對於酒精的耐受能力就更差，身體要分解酒精就更吃力。

　　以前還有一種說法是：喝酒臉會紅，代表肝臟好。其實，你的臉會紅，代表身體正處於非常吃力的狀態。

　　在生酮飲食裡，必須控制碳水化合物的量，酒精也是屬於碳水化合物的一種，所以在生酮飲食中不適合喝酒，而且採用生酮飲食的人非常容易醉。

　　此外，酒精很容易就提高你的食慾，讓你吃得更多，口味也更重，

而且酒精本身的熱量就很高，一克有 7 大卡，僅次於脂肪，幾乎是蛋白質與碳水化合物的兩倍。

　　酒精也會影響你的中樞神經系統，讓你的反應變差，不管是平衡感、注意力、判斷力、反應速度、協調性等都會變差，飲酒過量也會傷害腦神經。此外，酒精也是高度易上癮的食物。

　　酒精是一種肌肉鬆弛劑，它會影響肝臟的葡萄糖輸出，讓你的力量、耐力下降，增加耗氧量，減弱心肺能力，當然就會傷害心臟。酒精也會增加乳酸堆積的程度，同時延緩乳酸的排除。

　　酒精會抑制蛋白質的合成，也會大量損耗身體的微量元素，導致營養失衡。

　　看到這裡，你應該就能了解酒精為何排在禁吃食物之首。但是，如果在烹調時灑一點酒提味，則不必太過在意。

● 蛋和咖啡

　　看到蛋和咖啡，應該很多人都傻了吧？先別急，聽我慢慢說來，蛋是非常好的食物，它蘊含了能孕育出一個完整生命的營養，也是蛋白質吸收利用率最高的食物。在古代，甚至吃蛋就是在吃補品了，即使是國王也一樣。

　　蛋裡面還有優質蛋白質、維生素 E、膽鹼、DHA 與 EPA 脂肪酸（放牧的）、卵磷脂等營養，但問題就在於蛋是高致敏性食物，尤其是蛋白，很多人都有這方面的困擾，所以不妨測試看看蛋是否是你的過敏原，如果不是，就可以放心吃了。

　　咖啡應該也是很令人傻眼的一種食物，怎麼會出現在禁吃的食物裡呢？咖啡不是對身體很好嗎？

很多研究都說，咖啡富含抗氧化物和茶多酚，適量飲用可以預防癌症、中風、糖尿病、心血管疾病、肝硬化、痛風、膽結石、帕金森氏症與阿茲海默症，但其實，這些營養素在蔬菜中的含量也很豐富。

咖啡會促進胃泌素的分泌，有可能引起胃酸過度分泌並加速胃部蠕動。咖啡也會刺激膽囊收縮素釋放，進而刺激膽囊釋放膽鹽，還會刺激胰臟釋放消化酵素，過量飲用的話，有可能促使這些機制產生強酸性食糜（消化道中的糜爛食物），導致腸道壁細胞受損和發炎。

咖啡的許多益處都來自咖啡因，但是有疑慮之處也來自咖啡因。咖啡因會導致皮質醇（壓力荷爾蒙）濃度上升，而過量的皮質醇會造成很多的健康問題，你的免疫系統會過於活躍，讓睡眠遭受影響，打亂作息，消化功能受損。咖啡也會讓人上癮，同時會大量消耗體內的維生素 B。

有醫師認為咖啡是微毒，它之所以會讓你心跳加速，新陳代謝加快，就是因為身體排斥咖啡因，想要透過加速代謝，盡快將咖啡因趕出身體。所以，既然我們能在其他食物上得到咖啡帶來的好處，為什麼要承擔這些風險？

● 巧克力

巧克力的植酸和 Omega-6 脂肪酸含量極高，同時也含有咖啡因。適量的植酸對身體有益，過量則有害。Omega-6 脂肪酸則必須減少攝取，以維持它和 Omega-3 脂肪酸的平衡。咖啡因的問題則與咖啡相同。

● 穀物

青稞、玉米、硬粒小麥、Fonio（一種非洲小麥）、薏仁、高拉山

小麥、小米、燕麥、米、黑麥、高粱、斯佩耳小麥、苔麩、黑小麥、小麥（含一粒小麥、粗粒小麥）、菰米（北美野生稻）、莧菜、蕎、奇亞籽、藜麥。

近來很夯的「麩質」，你有聽說過嗎？麩質是存在於小麥及其他穀物中的蛋白質，簡單來說就是高筋麵粉，讓你越有嚼勁的，就是麩質含量越高，義大利麵也是一樣。

若對麩質過敏，大概有 20% ～ 40% 的人會受影響。麩質會引起腸漏症，也就是腸道的細菌會到處亂跑，引起自體免疫系統混亂，進而產生自體免疫疾病。

舉個例子，常常有人吃生酮飲食，然後就說自己的過敏突然好了，生酮果然神！其實不是這樣，因為生酮飲食要控制碳水化合物的攝取，而麩質大多都藏在穀物裡，吃生酮飲食幾乎等於戒麩質，那麼戒了過敏原，過敏自然就好了。

如果你的過敏原是麩質，不妨試著吃不含麩質的根莖類碳水化合物，就算吃到脫離酮症狀態，你的過敏也不會再出現。所以，其實是麩質的問題，不是生酮的問題。

當然，我們也可以由此看到麩質的殺傷力，所以穀物自然就是禁吃的食物。

即使你不是採行生酮飲食，而是低碳水化合物飲食，我們還是會建議攝取根莖類碳水化合物，禁止穀物。

奇亞籽和亞麻仁籽經常是吃生酮飲食的人拿來做生酮烘焙的主要原料，因為它們含有 Omega-3 脂肪酸而非常受人關注與喜愛。

但是，奇亞籽與亞麻仁籽所含的 Omega-3 脂肪酸是身體不容易使用的那一種，而且它們都含有高量的植物雌激素，容易引發生殖系統

的毛病，尤其是生殖系統本身已經有問題的人，更是要特別小心食用的分量與頻率。

生酮飲食成員裡，有很多女性幾乎餐餐都吃生酮烘焙品，因為這樣吃出毛病的也不少，尤要慎之。

● 乳製品

乳製品也是高致敏性食物，也會引起腸漏症，進而引發自體免疫疾病產生。

不過，我看待乳製品沒有這麼嚴苛，除非你一吃就過敏不舒服，或是有乳糖不耐症，否則乳製品可以不必考慮完全排除。

乳糖不耐症是因為我們身體太久沒有吃乳製品，所以專門分解乳糖的酵素因為用不到就停產了。如果要克服這個問題，其實慢慢的少量開始食用，身體就能重新再生產這種酵素，乳糖不耐症自然就不存在了。你也可以考慮使用已經幫你做好乳糖分離的乳製品，像是分類式乳清蛋白。

乳製品在生酮飲食裡比較大的問題是，乳製品含有類胰島素，簡單來說，就像是你主動喝胰島素一樣，在減脂的時候較為不利，用來增肌則很好。

若是你食用乳製品也能夠減重，那麼吃也無妨。乳製品中，首推草飼牛奶油，它比較不容易導致過敏，因為有時候讓你過敏的原因是穀飼牛的飼料帶來的影響。草飼牛的奶油有天然反式脂肪，對人體相當有好處。

不過，乳製品還有一個問題，乳製品會讓人上癮，所以即使要吃也不要大量又高頻率的吃，比較安全。

● 豆類

　　紅豆、黑豆、眉豆（黑眼豆）、皇帝豆（利馬豆）、calito beans（包含秘魯各種不同的皇帝豆）、菜豆、鷹嘴豆、蠶豆、大北豆、Italian beans、腰豆、小肩豆、綠豆、白腎豆、花生、碗豆、斑豆、荷包豆、裂莢碗豆、大豆類（含毛豆、豆腐、丹貝、其他黃豆製品、大豆蛋白、大豆卵磷脂）。

　　豆類是高致敏性食物，也會引起腸漏症，導致自體免疫疾病的產生，如果你會過敏，就必須把豆類從飲食中移除。

● 堅果

　　杏仁、巴西堅果、腰果、板栗、亞麻種子、榛果、大麻種子、澳洲堅果、胡桃、松子、開心果、罌粟籽、南瓜籽、芝麻、葵花籽、核桃，任何麵粉、牛油、油或其他由堅果或種子衍生的產品。

　　瞎米？堅果不是很好的食物嗎？堅果的脂肪不是很棒嗎？堅果不是很好的蛋白質來源嗎？堅果不是減肥人的好夥伴嗎？為什麼堅果會上榜？

　　因為堅果也是高致敏性食物，對食物過敏的人中，有 63% 的人從飲食中拿掉堅果之後，就得到改善了，這個數字很嚇人齁？堅果除了高致敏性之外，也十分容易氧化，而且容易上癮。如果不會過敏，或是挑自己不會過敏的堅果，酌量使用也無妨，但是一旦發生過敏的情況，堅果也是要被重點檢查的項目之一。

● 化學加工食品與香料

　　丙烯醯胺、人工食用色素、合成及天然香料、自溶蛋白、溴化植

物油、乳化劑（卡拉膠、羧甲基纖維素、關華豆膠、卵磷脂、黃原膠）、酸水解植物蛋白、谷氨酸鈉（味精）、硝酸鹽（自然產生的是可以的）、奧利斯特拉油（蔗糖酯）、磷酸、丙二醇、組織化植物蛋白、反式脂肪（部分來於氫化植物油、氫化油）、酵母（菌）抽出物，任何你不認識的化學名稱的成分，與有疑慮的糖類和甜味劑。

這裡要特別提出代糖的問題。代糖到底健不健康？人工的不用講了，一定是不好的，但天然的呢？我們用一個簡單的邏輯就可以知道了。如果代糖有效，這世界上就沒有肥胖了。

但事實上是這樣嗎？隨著代糖的工業越來越成熟，越來越多的零糖飲料、零糖食物出現，為何我們的肥胖率依然暴增？

代糖不但沒有生效，而且它可能比真正的糖對身體的傷害更大。這麼說好了，我們身體更擅長分解使用真正的糖，並不擅長分解使用代糖。

所以，與其使用代糖，還不如酌量使用真正的糖，或是在放鬆作弊的社交日吃真正的甜食。當然，前提是不要吃使用氫化植物油與反式脂肪的甜食。

代糖不會影響血糖，但不代表它不會影響胰島素。根據研究，代糖吃下去不會影響血糖，卻會提升接下來攝取食物時所分泌的胰島素。例如，原本吃某個食物會分泌一個單位的胰島素，在那之前吃了代糖，或是加代糖下去吃，可能就會產生二至三個單位的胰島素。

你可能會覺得很奇怪，但在知道身體的機制後，就不會這麼覺得了。身體對於能夠預先知道的事情，會提早做出反應，以提升身體應對處理外在環境的效率，通常這是透過五感傳遞給大腦，大腦再做出的反應，最經典的就是望梅止渴這個故事。

一般我們的身體只要嚐到甜味，根據過往的經驗，就是胰島素出馬的時候了，所以不管這個甜味的來源是否是真正的糖，身體都會提前做出反應，也就是分泌胰島素出來應對，這種機制在醫學上稱為「頭期反應」（在大腦的認知做出來的反應）。

所以，如果你想要吃甜食，甜味的來源最好還是真正的糖。

很多吃生酮飲食搭配生酮烘焙品的人，減重卡關時，幾乎都是在拿掉防彈咖啡和生酮烘焙品後，又開始進步了，其中代糖的因素不能忽視。

◉ 茄科食物

不是說番茄紅了，醫師的臉就綠了嗎？怎麼連茄科都上榜了？茄科植物都含有不同量的生物鹼，對人類具有一定的毒性，因此是七大致敏性食物之一。

自體免疫疾病的人中，有 47% 拿掉茄科食物後就獲得改善，這個比例也是相當嚇人。

當然，如果不會過敏，酌量食用也沒有關係。

◉ 脂肪

杏仁油、菜籽油（芥花籽油）、腰果油、玉米油、棉籽油、榛果油、花生油、胡桃油、棕櫚核油，開心果油、葵花籽油、紅花籽油、芝麻油、大豆油，人造奶油、氫化植物油、人工反式脂肪。

由於 Omega-3 脂肪酸與 Omega-6 脂肪酸是需要平衡的，就算這兩者是平衡的，同時吃太多也不好，所以避開 Omega-6 脂肪酸含量極高的油就是一個很好的方法。

　　認識食材是一件很酷的事情，懂得怎麼挑對的食物，再依照生酮飲食的比例去吃，那麼基本上飲食方面就已經很無敵了。

全食物與原形食物

　　我相信很多人看到「全食物」這三個字，第一個印象一定是把全食物跟原形食物劃上等號，也一直以為自己吃的是全食物。但實際上，全食物的概念與原形食物是不一樣的。

　　原形食物的概念是什麼？原形食物指的是看得出食物原本的樣子，即可稱為原形食物，例如煎虱目魚肚、虱目魚肚湯，就屬於原形食物（在此先不考慮調味料以及使用的油品），虱目魚丸雖然是用虱目魚肉下去打漿，但可能還添加了很多其他的東西，所以不能稱為原形食物。

　　那麼，全食物的概念是什麼？全食物指的是一個完整形態的生命。例如最典型的雞蛋，它蘊含孕育出一個生命的完整營養，是非常全方位的高密度營養食品。例如香蕉與地瓜，有機的香蕉與地瓜是可以連皮一起吃的。地瓜的膳食纖維大多都在皮中，維生素含量比地瓜肉本身要高，也含有蛋白多醣體。

　　所以，我們為什麼建議不要吃精緻過的食物？因為精緻食物本身會帶來的問題，可能就是因為你只吃它的局部營養，而你去除的部分恰恰能抵銷這個不良作用。

　　如果以動物來說，像是吃雞，原形食物的概念就是盡量不添加其

他加工品，保留原本的食物形態下去烹調。全食物的概念則是雞身上能吃的東西，統統吃掉，包含內臟、骨膜、軟骨、雞皮等。

　　古代人說吃什麼補什麼，這是有它的道理的。我想長肌肉就吃肉，想補充鈣質保健骨頭，就熬骨頭湯，所以「吃腦補腦」的說法也是對的，直到我們誤會膽固醇之後，才避諱吃腦。

　　如果你想吃的營養密度高、營養全面又均衡，就必須重新定義一下自己對於全食物的觀念。

　　什麼是不適合你吃的？通常有一個小技巧可用來判斷。先不論味道好壞，你喜不喜歡，若是不經過烹調就無法食用的食物，通常就是不適合我們這個物種的食物。你看過自然界有任何一種生物吃的東西是需要烹調加工，才能入口的嗎？

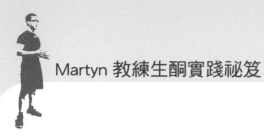

生酮外食與便當料理

　　我猜大家應該對外食這件事情一直很困擾吧？尤其是跟朋友出門，甚至是出國旅遊。我舉自己的例子來說明好了，其實我出門時沒有吃得非常嚴格，不會計算到很精確再吃，對於調味也只會稍微避開而已。因為有做重訓、肌肉量夠多的人，平常又採行生酮飲食，其實肌肉裡有頗多空間可以裝納碳水化合物，它不會那麼直接的讓你脫離酮症或是轉化成脂肪。以下具體描述我是怎麼做的。

　　如果是跟生酮執行者一起出去吃，其實就很簡單，我們一般會去的是以下幾種類型的店：

　　牛排館，我會要求沙拉不加醬，不加水果，肉品則直接撒鹽調味即可；有附麵的牛排館，一開始就會告知店家不需要放麵。

　　我不是一個很喜歡刻意吃肥肉的人，所以減脂的時候，我一般會帶自家生酮廚房用辛香料做成的百搭醬出門，沾生菜沙拉吃，如果沒有百搭醬，淋橄欖油也很棒。如果是增肌期，我就會加奶油，前提是對乳製品不過敏，而且奶油不能是人造的，草飼奶油尤佳。

　　烤肉店也是一個很棒的選項。一般來說，烤肉店現在都有烤肉加火鍋，所以蔬菜的部分就是放在火鍋裡煮就好，或者

店家有提供可以包肉的生菜，也是很不錯的選項。在醬料的部分，撒鹽與搭配辛香料，如蔥蒜，都是不錯的選擇。當然，像我這種比較懶的人，就會自帶百搭醬，好處是裡面微量元素多元，所以你會發現自己不用吃多就很容易飽，畢竟缺的是營養不是熱量。

火鍋店大概是最簡單的選項了，一般我喜歡去吃到飽餐廳，但不會點任何湯頭，因為超過九成的店家湯頭都是化學湯頭，你懂的。我會請店家給我一鍋白開水，然後用一堆蛤蜊與薑絲自己煮湯頭，如果你對蝦子不會過敏，那麼蝦頭也是一個很好的湯頭材料。

接下來，我習慣從蔬菜先吃，通常都會自帶百搭醬去當醬料，如果沒有醬，用辛香料搭蛋黃也可以（如果有醋更好），蘸牛肉非常對味。等蔬菜吃完後，我就會開始進攻蛋白質啦，肉類的肥瘦可以依照自己的需求去做調整。

如果是跟非生酮的朋友出去就比較麻煩了，只能選擇斷食或是挑著意思吃一下，例如，我曾跟朋友去一家咖啡漢堡專賣店，就只點了一個起司培根漢堡，但我要他去掉麵包、起司，還有醬，幫我淋橄欖油就好。或者，選擇在作弊日與朋友出門就好了。

自己帶便當會是一個好選擇，我以前減脂的時候，連參加朋友的喜宴也是自帶便當，搭配一些喜宴上可以吃的東西，也許別人會覺得你怪怪的，但事實上，你的自律與嚴格執行是令人佩服的。

你的朋友也應該支持你做對健康有益的事情；不支持你的，甚至調侃你的，那不是朋友，所以你也不用在乎他們的眼光。

　　不能否認，現在生酮友善餐廳還沒有那麼多，所以生酮執行者要出門社交沒有那麼方便，但只要你思考一下，這些不方便換來的是健康與良好的體態，你就會覺得一切都是值得的，尤其到了身材維持期的時候就更方便了，偶爾作弊是沒有關係的，只要將社交日安排在作弊日即可。

　　便當料理照片請見第 243 頁。

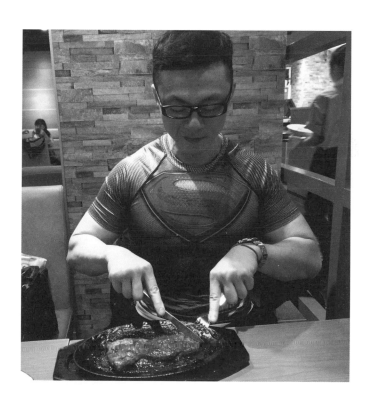

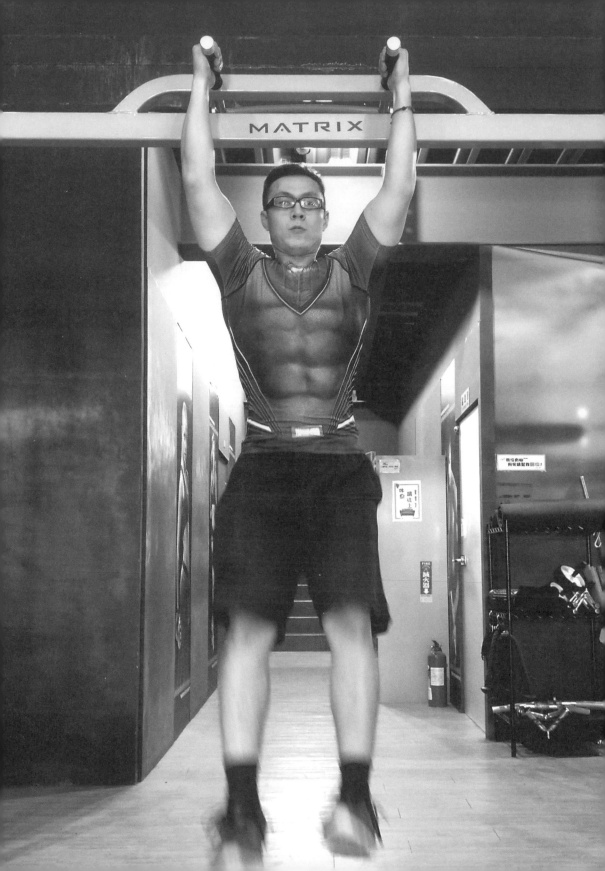

第四章
生酮實踐篇

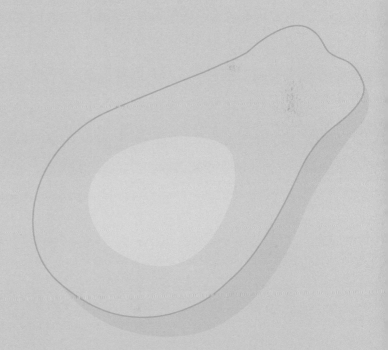

重點提領

- 在進行生酮飲食之前，先檢測空腹胰島素、空腹血糖、糖化血色素、甲狀腺TSH（促甲狀腺素）、C－反應蛋白、紅血球沉澱率、皮質醇、總膽固醇、高密度脂蛋白、低密度脂蛋白、尿酸等數據，以備評估使用。

- 任何一種生活型態的突然轉變，都會為身體帶來很大的壓力與不適應。採取循序漸進的方式，幾乎能夠避開所有的不適。

- 循序漸進六階段：戒除含糖飲料（一至三週）→戒除零食（一至三週）→去除加工品、攝取原形食物（二至四週）→第一期低醣飲食→第二期低醣飲食→第三期低醣飲食

- 過多的蛋白質會讓身體產生糖質新生作用，等於你額外多吃了碳水化合物，所以生酮飲食的蛋白質攝取必須適量。

- 算好蛋白質，每公斤自身體重×1～1.2克；蔬菜至少300克，選深色蔬菜尤佳；蛋白質、蔬菜與調味料中的碳水化合物要低於50克，剩下用脂肪補足，吃飽不吃撐。

- 每三天一個循環，每天的食材做不一樣的組合變化和烹調方式，再視自己的情況分餐食用，就可以避開過敏食物，並達到微量營養充足與Omega-3脂肪酸和Omega-6脂肪酸的平衡。

在展開生酮飲食之前

有些前置作業是必須的，例如，我們必須先確定你是否屬於不適合生酮飲食的族群。

所以，如果你處於以下的情況，請不要「自行」進行生酮飲食，因為本書提供的知識量並不足以支持你的情況來採行生酮飲食，你需要專業人士協助評估並監控，才能使用。

1. 糖尿病患者
2. 高血壓患者
3. 癲癇患者
4. 腎臟病患者
5. 膽囊切除者
6. 紫質症患者
7. 患病中並持續使用藥物治療者
8. 孕婦、準備懷孕中的婦女、發育期兒童

如果你是以上的族群，請勿貿然採行生酮飲食，不過也不用太沮喪，因為你也許在循序漸進的改變飲食過程中，還是會改善健康與你的肥胖問題，你不一定要進入生酮，所以先別急著把這本書怒丟到一旁，耐心地繼續看下去吧！

其次，我希望你在進行生酮飲食之前，先把以下的數據檢驗出來，到各醫院的新陳代謝科或是一般的檢驗所都可以，你暫時不需要明白這些是什麼，因為如果你依照本書的指示去進行，基本上 80% 的人都能順利使用脂肪當成能源燃燒並減肥成功。

如果能成功，不知道這些是什麼也無所謂了。如果沒成功，那麼也可以透過這個嘗試知道你是那 20% 的疑難雜症族群，到時，這些事前準備好的數據就很有用了。

1. 空腹胰島素
2. 空腹血糖

3.糖化血色素

4.甲狀腺 TSH（促甲狀腺素），free:t3 ／ t4

5.C －反應蛋白

6.紅血球沉澱率

7.皮質醇

8.總膽固醇、高密度脂蛋白、低密度脂蛋白

9.尿酸

10.有 B 型肝炎者，需要追蹤病毒數，使用生酮飲食三個月後，若病毒數增加，請調整成低醣飲食即可，避免肝臟負擔太大。

　　檢驗出這些資料之後，我們就可以準備開始啦！

六階段循序漸進── 為進入生酮飲食做好準備

　　當我們把檢測項目做好之後，接下來就要準備開始進入生酮飲食的世界了。但我們不會一開始就馬上採行生酮飲食。

　　任何一種生活型態的突然轉變，都會為身體帶來很大的壓力與不適應，而這些不適應可能會嚇死你，尤其是不打算深入研究的你。所以，為了讓你避開這些令人不舒服、不愉快的身體症狀（又稱「酮流感」、「生酮不適症」），必須一步一步慢慢來。

　　循序漸進，總是比認識症狀為何發生，又要如何解決，來得容易許多。

　　採取循序漸進的方式，幾乎能夠避開所有的不適。不過，還是有人會遭遇到一些輕微的不適症狀，而關於生酮不適的原因及理由，以下還是會介紹，方便各位在有問題時進行對照。

　　如果你完全沒有任何不適，我會建議你，那些不適症的篇章連看都不要去看了。人是一種很奇妙的生物，非常容易被暗示，所以如果沒有這些情況而你看了，有時候反而會疑神疑鬼地猜想自己有沒有這些症狀，或是把其他生活上的不適怪罪在飲食上面，這樣反而導致更糟糕的結果。所以，沒事別去打開生酮不適症的篇章。

第一階段：戒除含糖飲料

　　請維持一切你所有的飲食習慣，但將所有含糖飲料從生活中去除。

　　包括汽水、手搖杯飲料、甜湯等，但手搖杯飲料部分，要是你信任該店家的茶葉品質，不加糖的飲料是可以喝的。

　　代糖類的無糖飲料也不要喝，如零卡可樂之類的。如果你覺得不好記，就直接記可以喝的飲料即可。

　　酒精也在這個範圍裡面，酒精屬於醣類飲料，而且對於減肥與健康非常不利。

　　牛奶、羊奶等乳製品也請不要碰，因為其中含有乳糖與類胰島素。

　　除了水、無糖豆漿（無添加代糖的）、黑咖啡、冷泡茶、氣泡水、檸檬水（水裡放檸檬切片）之外，其他的飲料都不要碰。

　　這個過程可以持續一至三週。平常糖放越多、喝的頻率越頻繁的人，就需要越久的時間。有些人沒有喝含糖飲料的習慣，可以直接跳過這個階段。

另一種判斷方式是，當你不再渴望這些飲料的時候，就是可以進入下一階段的時機點。

還有，水果可以吃，但請不要喝果汁。

第二階段：戒除零食

同樣繼續維持自己平常的飲食習慣，如果是吃三餐，就一樣吃三餐，有吃消夜的人也可以繼續吃，但是請把零食從飲食中去除。

包括餅乾、糖果、洋芋片、巧克力、布丁、蛋糕、麵包等，非正餐類的東西都請去除掉，這樣一來，正餐所吃的量也許會變大，但請不用擔心，這都是階段性的情況，放心吃吧。

什麼？你不喜歡吃正餐？

我在當健身房教練的這些年裡，聽過無數人告訴我：「我不喜歡喝水！水好難喝，沒味道！」我都會問他們：「如果我把你丟在沙漠裡，一整天都沒水，那麼你會想喝水嗎？」

通常我講到這邊他們就懂了，無所謂喜歡不喜歡，有需求你自然就會喝。

正餐也是一樣的道理，餓了，你自然就會想吃了。而且，不要去想「零食不能吃」這件好像很悲慘的事情，你要想的是，「至少現在正餐還沒有任何限制」。

這個過程與上一個階段一樣，大約維持一至三週的時間，等比較習慣就可以進到下個階段了。

如果真的很想、很想吃零食時，該怎麼辦？請你繼續吃正餐類的東西，只要肚子飽了，就不會想了。

第三階段：去除加工品

這個階段就是所謂的攝取原形食物階段。

例如魚肉與魚丸，前者是原形食物，後者是加工食品。加工食品包括任何添加化學物品、裹粉之類的食物。

舉例來說，煎鮭魚、炒菠菜、煎蛋、烤地瓜，炒的或燙的五花肉、煎培根、烤雞、牛排（灑鹽不加醬）等，都是原形食物。

大多數人在這個階段就會瘦很多，對於零食與含糖飲料的抵抗力也會大幅提升。

如果你在這個階段就能夠持續瘦下去，就不用進階，除非後來你的體重下降狀況停滯了，或是此階段效果不彰，再繼續往下進行。

這個階段時間可以拉長一點，大約二至四週，去除對加工食品等的上癮症狀後，你會開始重新發現原形食物的美味。這時，加工食品對你的誘惑力會減到非常非常低。

另外，在這個階段裡，請將你使用的烹調油品改成三種油：椰子油、初榨橄欖油、肉上面的脂肪。其他油一律不用。

第四階段：進入第一期低醣飲食

所謂的低醣飲食，指的就是把食物中的碳水化合物比例降低。

糖、澱粉、膳食纖維統稱為碳水化合物，其中膳食纖維對身體非常有益，所以不用管膳食纖維。

簡單來說，飯、麵、麵包、麵粉製品、餅乾、水果、勾芡類的醬汁、加糖的醬料，這一類的食物就稱為碳水化合物。

在這個階段裡，只要把早餐的碳水化合物拿掉，午餐和晚餐不限制。但是，蔬菜攝取量要增加，所以不管分幾餐吃，在哪一餐吃，一天至少要攝取 300 克的蔬菜，尤其是以深色蔬菜為佳，越多樣化越好。

蛋白質的攝取量也要增加，簡單來說，蛋白質就是魚、蛋、肉類。

所以，沒有碳水化合物的早餐怎麼做？舉例來說，可以有一份炒蔬菜、煎蛋、德國香腸或是培根，煎鮭魚、鱈魚、鯖魚、鮪魚，都是很好的選擇。

蛋餅、饅頭、稀飯、漢堡、吐司、燒餅、煎餃、麵類、麵包等，都是禁止攝取的食物。

跟上個階段一樣，如果你在這個階段就能瘦，而且持續瘦下去，那麼就不用再往下一階段進行。

第五階段：進入第二期低醣飲食

以上一個階段的飲食為基礎，同時，除了酪梨之外的水果都不要吃了。把酪梨拿來做沙拉，很棒喔！

然後請把午餐和晚餐的碳水化合物，如飯、麵，改成根莖類蔬菜，例如地瓜、胡蘿蔔、山藥、蓮藕之類的。在這裡，正式向飯和麵說再見吧！

有一點特別要注意，請不要吃玉米，但可以吃玉米筍。

從這個階段開始，一週至少要吃一次海菜，量大一點比較好，豬肝與雞肝最好也開始吃。不用怕膽固醇過高，膽固醇只有少部分是吃進來的，主要都是身體自己製造的，而且膽固醇暫時性升高也是生酮飲食的特色，對健康無礙，不用擔心。

　　跟上個階段一樣，如果你在這個階段就能瘦，而且持續瘦下去，那麼就不用再往下一階段進行。

　　如果你是特殊族群，如孕婦、高血壓患者等，在沒有專業人士從旁協助與監控下，請你最多進行到這個階段就好。但一般來說，除非特殊情況，否則執行到第五階段的人，應該都體重下降不少了，健康情況也改善許多才對。

第六階段：進入第三期低醣飲食

　　以上一個階段的飲食為基礎，同時把晚餐的碳水化合物也拿掉。

　　以上所有階段都完成後，基本上，身體沒有疾病、退化不嚴重、荷爾蒙阻抗不嚴重的人，大致上都能成功地減重。

　　如果還是不滿意，那麼接下來就要正式進入生酮飲食了。

　　另外，導致肥胖的因素非常多，除了飲食上的控制管理之外，睡眠不足、壓力過大、運動不足導致身體機能退化，也都有很人程度的影響。所以，從第一階段開始，就請你務必確保每天能夠睡足七個半小時，進行適當且正確的運動，可以讓你更快達成目標。

進入生酮飲食——食材的比例

　　生酮飲食有非常多分支，除非要治療特殊疾病，否則一般人不用

做到相當嚴格比例的生酮飲食。也就是說，碳水化合物沒有必要限制得太嚴格，就能成功控制胰島素，並且進入酮症，讓身體主要以攝取進來的脂肪與自身的脂肪為主要能源。

當碳水化合物每天攝取低於 20 克以下，稱為「嚴格生酮飲食」，攝取 50 克左右，稱為「寬鬆式生酮飲食」，這也是我們執行的生酮飲食方式。

那麼，生酮飲食的比例應該是如何呢？

相信很多人都聽過生酮飲食的比例說法，各家各派，五花八門，什麼樣的比例都有，但同樣的論調，就是很低的碳水化合物攝取量，與大約 70% 的油脂攝取量。

當我一開始接觸生酮飲食時，也是按照這種作法，開始算基礎代謝率、蛋白質和碳水化合物的比例，油脂也是設定在網路講的 70%。結果，我每天都吃得快要吐，吃到很厭世。

後來，隨著不斷的學習實證、翻找資料，我認為這樣的作法有非常大的問題。要了解這個問題，必須先了解什麼是內酮，什麼是外酮。

外酮：由攝取進來的油脂產生的酮體。

內酮：由自身脂肪轉化的酮體。

我們提過如果現金（吃進來的能源）夠用，就不用再去銀行（自己身體）提出存款（脂肪）來用，沒錯吧？

所以，如果吃進來的主要能量來源（脂肪）就夠用了，身體就不會消耗工序與能量，去轉化儲存的脂肪出來用。

另外，因為每天的氣溫、工作、活動都是不一樣的，所以消耗支出的能量都不會一樣。既然每天消耗的都不一樣，為什麼要讓每天攝取的熱量都一樣？

這樣到底要怎麼吃啊？我知道你一定會這樣想。其實情況剛好相反，正因為如此，我們反而更好計算。別忘了我們身體的食慾會自行調節啊！

蛋白質

我們先從蛋白質開始，有些人說：「生酮飲食是大口吃肉，對腎臟很不好。」這是完全錯誤的想法。而過多的蛋白質也是會被轉化為糖，做為能量使用或是轉化為脂肪儲存起來，這裡就是關鍵點。過多的蛋白質會讓身體產生糖質新生作用，也就是蛋白質會變成糖，變成碳水化合物，等於你額外多吃了碳水化合物，因此生酮飲食的蛋白質攝取必須適量，不能大量。所以，大口吃肉這件事不存在！

因此，蛋白質的攝取量必須經過計算，我曾經寫信詢問過加拿大的糖尿病醫師，也是斷食的權威傑森・方，他說：「如果要透過生酮飲食來減脂，那麼蛋白質控制在越接近每日需求量的攝取量，則效果越好。」

以醫療數據來說，沒有特殊需求的一般人，每日蛋白質攝取量約為每公斤體重 0.75 至 0.8 克，年紀越大，這個數字就必須提高，因為老人家對蛋白質吸收的能力變差，吃了也不一定能吸收，而且每種蛋白質的攝取吸收利用率又不同，所以我會建議，想要減脂的人，蛋白質攝取量可以訂在自身體重每公斤大概要攝取 1 至 1.2 克，比較安全，畢竟蛋白質不足也會出很多問題。

舉例來說，如果我想吃五花肉，那麼就可以查一查五花肉每 100 克中有多少蛋白質，來決定我可以吃多少分量。

　　假設我現在 80 公斤，用 1.2 克來計算每天要攝取的蛋白質量，80×1.2=96，96 克就是我每天可以攝取的蛋白質量。有些誤差是沒關係的，不必擔心。

　　五花肉每 100 克裡含有 9.3 克的蛋白質，96÷9.3=10.3 份，也就是說，我每天可以吃 1,030 克的五花肉。這邊算的是未經烹調的食材重量。當然，你不需要一整天的蛋白質都來自五花肉，我們只是在教你如何計算食材的營養含量而已。食材當然是越多樣化越好，或是每天變換，這樣既不會膩，營養的攝取也比較多元化。

碳水化合物

　　碳水化合物的攝取量，只要能控制在 50 克以內，吃什麼都沒關係。當然，這是在吃原形食物的前提之下，而且是一天的所有食物總攝取量。如同肉裡不會只有蛋白質，也會有脂肪，蔬菜裡不會只有纖維質與水分，也會有少許的碳水化合物，一天攝取的所有食物裡的碳水化合物，都必須計算進去。

　　比較需要注意的是，碳水化合物主要是由糖、澱粉、膳食纖維三種所組成，而其中膳食纖維為人體無法吸收的營養，是給腸道菌吃的，也不會升高血糖，所以不用列入計算。舉例來說，你看到一個食物的營養標示是：

碳水化合物：9 克

糖：3 克

澱粉：3 克

膳食纖維：3 克

這一個碳水化合物 9 克，代表的是三種碳水化合物加起來的總碳水化合物數量。其中因為膳食纖維不會升高血糖，不會影響到胰島素，不必列入計算，所以 9 克的碳水化合物再扣除 3 克的膳食纖維，就是 6 克的碳水化合物，你只需要計算進去 6 克即可。

有些蔬菜的碳水化合物含量很高，但大多是膳食纖維，扣掉膳食纖維之後，剩下來的澱粉含量其實不高，這一點尤其必須注意。充足的蔬菜是微量元素的重要來源，也是建立良好腸道菌環境的基礎，所以多元且大量的攝取蔬菜，是非常重要的。

尤其是深色蔬菜，含有豐富的微量元素鎂，鎂參與身體八百多種機能的運作，是非常重要的元素。我給的建議都是每日攝取的蔬菜量最低從 300 克起跳，若碳水化合物攝取量計算得好，蔬菜的攝取幾乎是沒有上限的。

蔬菜最好是生菜沙拉淋橄欖油，搭配炒蔬菜、蒸蔬菜交替吃，生菜沙拉在處理乾淨後，由於不經烹煮，能保留最多的營養。蒸蔬菜也能最大程度的保留蔬菜的營養，其次是炒菜（記得把湯汁喝掉，好東西都在裡面）。

最糟糕的是水煮，因為水溶性維生素都留到湯汁裡去了，而你也不會去把那麼大量的湯汁喝完。

辛香食物的強大

我們常常談營養密度，在斷食前要補填營養密度，攝取更多的微量元素，就能讓你斷的更輕鬆自在，簡單地延長斷食時間，而更高的營養密度可以讓你攝取到足夠的熱量，就會覺得有飽足感。

我們都知道生酮飲食有比較嚴格的碳水化合物限制量，我個人會把碳水化合物的限制量放在調味的辛香食物上。

一般談到高營養密度的食物，最先想到的就是肝臟、大骨湯與深色蔬菜。但是，最容易被忽略的是辛香食物，它們不但能用來調味，引出更多天然食物的美味，而且它們的營養超級豐富，微量元素含量非常高。

以下介紹辛香食物所含有的營養素，以及對身體的好處。

● 蔥

含有維生素 A、B_6、B_{12}、C、D，鈣、鐵、鎂、β 胡蘿蔔素、膳食纖維、蔥辣素、蘋果酸、磷酸糖、硒、前列素 A。

蔥能擴張血管、促進血液循環，壯陽（所以有些宗教禁止吃蔥），預防血壓升高及老年痴呆。

蔥還可以刺激汗腺、促進循環及排毒、抑菌、抗癌防癌、抗氧化防衰老、降膽固醇、改善便祕等。

● 蒜

含有膳食纖維、大蒜素，維生素 A、B_1、B_2、C、E，胡蘿蔔素、硫胺素、核黃素、尼克酸、鈣、磷、鉀、鈉、鎂、鐵、鋅、硒、銅、錳、鍺、碘，以及人體必需的二十多種胺基酸。

蒜能預防腫瘤、防癌、抗氧化防衰老、消除疲勞、預防腦部與心血管疾病，可殺菌消炎（蒜的強力主打）、增加碳水化合物的耐受度、清除腸道壞菌、加強排毒、改善消化功能，以及經由殺菌排毒功能，從而減輕肝臟負擔。

◆ 芹菜

含有膳食纖維，維生素 A、B_1、B_2、B_6、C、E、K，葉酸、泛酸、菸鹼酸、鈣、鐵、磷、鉀、鈉、銅、鎂、鋅、硒，以及類胡蘿蔔素、類黃酮、蛋白質、氯。值得注意的是，芹菜的鐵含量大概是番茄的二十倍，維生素 B 的含量特別豐富，其他像是鈣、磷、鐵等礦物質元素含量，也高於一般綠色蔬菜。

芹菜能安定情緒、消除煩躁、利尿消腫、降血壓、抑制腸道菌產生致癌物質、促進消化、促進排便、美白。

◆ 薑

含有膳食纖維，維生素 A、B_6、B_{12}、C、D，鈣、鐵、鎂、磷、薑辣素、薑醇、薑烯、胡蘿蔔素。

薑能提升體溫、增加免疫力、促進排汗、增加循環代謝、清潔血管、擴張血管、預防心血管疾病、降血壓、抗菌殺菌。

◆ 洋蔥

含有粗纖維，維生素 B_1、B_2、C，鉀、鈣、磷、鐵、鋅、鈉、鎂、錳、銅、硒、胡蘿蔔素、尼克酸。

洋蔥能抗菌殺菌、改善腸道環境、促進排便、抗癌防癌、降血壓與血脂、消炎抗炎、幫助精神安定、預防失眠、抗氧化防衰老。

像我們的生酮廚房就製作了一種百搭醬，運用這些辛香食物和椰子油或橄欖油製作而成，不但兼顧了營養密度，同時也替外食者帶來了很多的便利性。

不管是蘸生菜沙拉、烤肉、火鍋都很適合，在烹調上也能拿來炒

菜或是當成醬料使用。多認識食材與烹調方式，你也會開發出很多有趣的新料理。

脂肪

　　脂肪的攝取是比較麻煩的，所以我盡量將它簡化。其實有非常多的好脂肪來源可以使用，也有非常多不良的脂肪不建議使用，在這裡就不介紹那麼多款，一切以方便好記為主。

　　我們使用的油主要有三種來源。第一個是肉類裡本身帶有的脂肪，例如豬油、牛油、魚油、鴨油等。第二種是椰子油，它是一種非常容易轉化為酮體的脂肪，尤其在生酮或低醣初期時，我們自身脂肪的轉化沒有那麼順暢時，能夠讓身體不乏酮體使用，也能讓身體早點適應酮體。再來是初榨的橄欖油，它是非常好的不飽和脂肪酸來源，對身體的好處非常大。

　　椰子油是飽和脂肪酸，飽和脂肪酸的特性是穩定，所以較耐高溫，適合中高溫的烹調方式，橄欖油是不飽和脂肪酸，較適合中低溫的烹調方式與淋在食材上面使用。

　　脂肪攝取必須保持 Omega-3 脂肪酸與 Omega-6 脂肪酸的平衡，大概從 1：1 到 1：4 之間，都是一個比較好的比例。Omega-3 與 Omega-6 都是人體必需的脂肪酸，並沒有好壞之分，都很重要。

　　常常會聽到「要多吃含 Omega-3 脂肪酸的油，少吃含 Omega-6 脂肪酸的油」的說法，於是大家就比較容易誤會 Omega-6 脂肪酸是不好的油。

　　其實，這只是因為 Omega-3 脂肪酸若不刻意攝取的話，容易攝取不足，而需要與 Omega-3 脂肪酸互相平衡的 Omega-6 脂肪酸反而很容易攝取到，才會容易失衡。所以，油脂攝取的重點在於比例，不在於攝取什麼與不攝取什麼。

　　幾個比較常見、會攝取到的 Omega-3 脂肪酸的來源有：奇亞籽、亞麻仁籽、酪梨、鮭魚、鮪魚、鯖魚、秋刀魚、沙丁魚、核桃、橄欖油、豆腐、蛋。

　　其中的奇亞籽與亞麻仁籽需要注意一下，由於它們都含有豐富的木酚素，這是一種植物性的類雌激素，正常人不會吃太多，但是對生酮飲食者來說，常常有人過量食用含奇亞籽與亞麻仁的生酮烘焙品，過多的雌激素會導致生殖系統異常，所以通常不建議將奇亞籽與亞麻仁籽當成飲食中唯一的 Omega-3 脂肪酸來源。

　　脂肪的攝取沒有固定的量，是唯一每次進食都可以浮動的數據。若是使用生酮飲食，只需要計算蛋白質，自身體重每公斤乘以 1 ～ 1.2 克，蔬菜約 300 克以上，蛋白質、蔬菜與飲食調味中的碳水化合物低於 50 克，脂肪則是吃飽不吃撐，熱量不用計算（原因在後面會說明）。

　　剛開始進行時，你會很難抓脂肪的分量，這是正常的。但大概幾天之後，你就能知道自己抓怎樣的分量便可以吃飽不吃撐了。

　　我會希望油脂的攝取大部分是來自食材本身，而不是額外添加的。例如，如果你吃到足夠的蛋白質後還是餓，就挑肥一點的肉來吃，如果你吃不到足夠的蛋白質就飽了，就挑瘦一點的肉吃。試個幾天後，你大概就能知道自己的食量落在什麼地方，準備食材時也就不容易再浪費了。

　　而料理用油，例如烹調的椰子油，或是淋生菜的橄欖油，不需要

多加，分量以你覺得這樣最好吃為主。炒一盤菜，過多的油太膩，過少的油無味，無論是哪一種都代表著不好吃。

不管是減肥還是維持健康的飲食，都貴在持久，不能持久的飲食法注定會失敗的，若要持久，東西就不能難吃，所以脂肪的攝取量多寡看食慾，而脂肪量的增減來自肉類的肥瘦，而不是烹調用油的增減。

這裡幫你整理一個生酮飲食懶人包：

<u>算好蛋白質，每公斤自身體重 ×1 ～ 1.2 克；蔬菜至少 300 克，選深色蔬菜尤佳；蛋白質、蔬菜與調味料中的碳水化合物要低於 50 克，剩下用脂肪補足，吃飽不吃撐。</u>

素食與生酮飲食

素食飲食原本就是一種需要精心調配，才能把身體必需營養素補足的飲食法。在某種程度上，生酮飲食也是一樣的情況。

同時要兼顧自體免疫飲食與生酮飲食的規範，讓素食飲食變得非常不容易執行。以蛋白質為例，動物性蛋白質非常容易供給身體所需要的所有必需胺基酸，所以動物性蛋白質又叫做「完全蛋白質」，植物性蛋白質常常有缺乏的胺基酸，吃這個缺這種，吃那個缺那種，所以必須依靠不同的素食食物，來補足這些不完整的胺基酸，於是植物性蛋白質又叫做「不完全蛋白質」。

通常素食者的作法是搭配不同的穀物，或是以黃豆為蛋白質的主要來源。但穀物在生酮飲食裡很難攝取到，在注重自體免疫疾病的原

始人飲食裡則幾乎是禁止的。黃豆是比較完整的蛋白質來源，但是它的甲硫胺酸含量低，一般也是透過穀物或是牛奶將這個缺口補齊。但是，豆類、乳製品和穀物，與自體免疫疾病飲食衝突，與素食衝突，也與生酮飲食衝突，所以素食者要採用生酮飲食，真的是難上加難，近乎不可能的任務。

在此，我們不討論為什麼要吃素食。每個人都有自己的選擇，我們也應該要予以尊重，只要你確定知道自己為什麼要這麼做就可以了。

所以，素食者就不能採用生酮飲食了嗎？可以說是，也可以說不是。前面曾提到生酮的定義，就是你是否能以酮體為身體的主要能源，只要能夠做到，那麼不管你吃什麼、怎麼吃，都算是生酮飲食。

如果我們今天採用低醣飲食法，也就是降低碳水化合物的比例到飲食熱量攝取的 30% 以下，搭配適量的蛋白質與脂肪攝取比例，這樣就能算是低醣飲食，加上間歇性斷食法，那麼你還是有機會處在營養性酮症裡，一樣能夠享受生酮飲食的好處。

素食者會有很多需要注意的地方，這不管是採行低醣飲食或生酮飲食的人都會遇到。例如，必需胺基酸應該如何搭配才能補足，鐵質攝取、肉鹼缺乏、Omega-3 脂肪酸攝取來源、維生素 B_{12} 缺乏的問題等，這些都是素食者應該好好做功課的地方，而非單純的不碰不能吃的東西而已。

會多講這一段，是因為我在執業過程中遇到的素食者，很少人懂得怎麼保持營養均衡，甚至完全不知道有這些事情。當然，葷食者也是一樣不懂營養，只是素食者在食物的選擇上更少，營養失衡及缺乏的情況就比較常發生。所以，如果你是素食者，不管吃不吃生酮飲食，都應該在這個區塊開始用心注意一下，才不會導致營養失衡。

生酮懶人包

看到這裡，你還是覺得生酮飲食很難嗎？那我們就來教你更簡單的作法吧！一般如果食材多樣化，可以用很多種方式完成，例如一餐裡有很多種食材，每種食材少少的，好處是不容易覺得膩，壞處是要煮很久。另一種是一次煮一樣，但分量多一點，這種方式較容易覺得膩，但是對於節省時間來說，非常方便。

我個人會建議，為了 Omega-3 脂肪酸與 Omega-6 脂肪酸的平衡，富含 Omega-3 脂肪酸的魚類可以每三天就吃一次。內臟也是這樣。所以你可以採取每三天輪替一次的方式，如下：

第一天

◉ 蛋白質來源

一般肉類，豬肉、培根、雞肉、蛋、羊肉、牛肉（如果不容易瘦，就要拿掉牛肉）。

◉ 蔬菜來源

深綠色蔬菜為主，以蒸、炒方式為主。

◉ 脂肪來源

以肉類來源裡的脂肪為主。若蛋白質攝取量足夠卻吃不飽的話，就挑肥一點的肉；若蛋白質攝取量還不到就吃飽了，請挑瘦一點的肉。蛋白質攝取量務必要足夠，人也務必要吃飽、不吃撐。

◐ 碳水化合物來源

　　生酮飲食的碳水化合物允許量很低，請優先分配給料理用的辛香料，再來是調味，若還有不足，可以加少許根莖類蔬菜，如胡蘿蔔。

◐ 建議料理

　　烤鴨、煎培根、煎蛋、蒸蛋、雞肉炒蘆筍、蔥爆豬肉、烤羊排、炒羊肉芥藍、培根高麗菜、自製煎漢堡排、蝦仁或蝦米空心菜、炒蝦米菠菜，甚至煮火鍋都行（註：菜湯記得要喝掉，營養都在裡面喔）。

第二天

◐ 蛋白質來源

　　以肝臟為主，牛肝、豬肝、鱈魚肝最好。雞肝的話，要比較大量。一些心臟、腎臟也很好，再搭配其他第一天中的一些蛋白質來源即可，例如炒豬肝為主，搭配培根與蛋，豬肝菠菜湯更棒，因為已經包含深色蔬菜在裡面了。

◐ 蔬菜來源

　　因為脂肪來源不容易控制，所以要在蔬菜上面做文章。今天吃生菜沙拉，各式你喜歡的蔬菜都可以，但其中若有根莖類的蔬菜，就要注意控制碳水化合物的量。若能掌握好，加點藍莓或葡萄乾也可以。

◐ 脂肪來源

　　可以使用酪梨做成酪梨醬，搭配生菜沙拉。酪梨醬裡可以加些洋

蔥、辣椒、大蒜。或是用橄欖油做成油醋醬，裡面可以放一些辛香料。控制脂肪的量，吃飽不吃撐。

💧 碳水化合物來源

主要以辛香食物為主，調味為輔，生菜沙拉裡放藍莓與葡萄乾，或是放一些根莖類碳水化合物，如胡蘿蔔、南瓜、地瓜。

💧 建議料理

豬肝菠菜湯、炒豬肝、鱈魚肝罐頭，滷豬肝、雞肝（滷汁中勿放太多糖調味），炒牛雜、腰子。生菜沙拉中，除了蔬菜，還可以再放一些海鮮，如蝦子、小卷、花枝等。

第三天

💧 蛋白質來源

以富含 Omega-3 脂肪酸的魚類為主，其他海鮮、蝦、貝類、蚵為輔。若還有剩餘的蛋白質量，可以再加蛋。

💧 蔬菜來源

大骨湯裡加海菜，幾乎可以補足所有的微量元素，熬出來的油脂千萬不要浪費了，那些都是精華。當然，大骨的來源及處理也很重要。

💧 脂肪來源

主要是魚類與大骨湯的脂肪。

◐ 碳水化合物來源

加一些辛香食物下去烹調魚類，如薑很營養，又可以去腥。若還有不足，加點根莖類蔬菜進去，也很好。

◐ 建議料理

煎鮭魚、鱈魚、鯖魚，炒豆鼓鮮蚵、炒三色（蝦子、玉米筍、蘆筍），大骨湯裡放紫菜、海帶、海帶芽等。

每三天一個循環，每天的食材做不一樣的組合變化和烹調方式，再視自己的情況分餐食用，就可以避開過敏食物，並達到微量營養充足與 Omega-3 脂肪酸和 Omega-6 脂肪酸的平衡了。

在益生菌的補充上，建議買德國酸菜或是泡菜（盡量不要有糖調味的），一天兩湯匙就足夠了，請隨餐吃。

生酮不適症

生酮不適症，也有人稱之為酮流感，這只是因為飲食轉換，身體需要重新適應的過程中所產生的不適感。

原則上，如果你依照前面的程序，從逐漸拿掉不應該吃的食物，再慢慢減少碳水化合物的攝取，可能完全不會出現這些症狀，但也有少數人可能會產生輕微的症狀。如果你直接就從原來的飲食，一口氣跳生酮飲食，那麼這些症狀可能就會比較猛烈。

提醒一下，肌肉量、肌肉品質與實行速度的關聯性相當高。採行生酮飲食，是減少碳水化合物攝取量，讓身體慢慢地將存在裡面的碳水化合物消化完，運動可以加速消耗碳水化合物，而碳水化合物更快用完的話，身體就越快被迫使用脂肪當能源。另外，有運動的人更容易進入酮適應，也更容易恢復胰島素敏感度。

胰島素敏感度越高的話，就代表你只要用一個單位的胰島素，就能下降更多的血糖。一樣的胰島素濃度能做更多的工作，身體就不用分泌太多胰島素，而胰島素不高，就代表對減肥燃脂有利。所以，運動真的很重要，即使只是為了減肥與健康也一樣。

便祕與腹瀉

有可能產生便祕及腹瀉。其實，一天排便三次到三天排便一次都不能算便祕，有人一週排便一次，也沒有任何問題與不適。這裡使用「便祕」，只是為了方便大家理解。

但其實你不是便祕。排便減少，大部分是因為食物中的碳水化合物減少了。由於碳水化合物的利用率不高，消化完後還有很多殘渣，就佔了很多空間，人自然就有較頻繁的排便次數與較多的量。在去除碳水化合物之後，你吃的東西幾乎都是可以完全消化吸收的，殘渣自然很少，身體必須收集多一點才需要排出，這是自然現象，不是便祕。便祕是有東西卻出不來，若是沒東西，要排什麼？

如果是腹瀉，通常是使用喝油的方式，或是你的膽汁分泌量不足以乳化吃下的脂肪。這種情況很少發生，除非你是膽囊已經切除的人，或是沒有循序漸進採行生酮飲食的人。

注意喝水量會有幫助，因為生酮飲食減少了碳水化合物的攝取量。碳水化合物會綁水分，吃太多碳水化合物會水腫也是這個原因。沒有攝取碳水化合物後，胰島素下降，初期會排很多水出來，也比較會口渴。如果水分補充不足，糞便會比較乾，難以排出，所以水分的攝取量也要注意。

此外，蔬菜的膳食纖維攝取不足，也有可能發生便祕的情況。

糖戒斷症候群

每個人的生酮適應週期（醣戒斷症狀）都不一樣，時間大概約三天到三個月，這是指從一般飲食直接跳生酮飲食的人，有的人會精神不濟、無力、嗜睡、頭痛，跟戒毒的反應一樣。

疲倦、精神不濟

通常是身體減少攝取碳水化合物後，沒有碳水化合物可以使用，卻還沒適應使用脂肪當能源，或是胰島素濃度尚未下降，依然阻礙脂肪分解利用所造成。

你可以試著增加椰子油的攝取量，讓身體有更多外源的酮體先度過這個尷尬期，也能讓身體先適應使用脂肪當能源，或是退回去低醣飲食再適應一陣子。

低醣或生酮飲食所引起的疲倦，有時候是胃酸過少，很難消化蛋白質，而不是醣類攝取太少所致，可以在飲食中增加醋，刺激胃酸分泌，試試看能不能排除這個問題。

　　胃酸不足，也會造成蛋白質分解不完全，無法提供足夠的胺基酸來進行糖質新生。

　　如果糖質新生效率不夠，造成依賴葡萄糖的細胞缺乏能量，就必須稍微提高醣類攝取量，才能順利度過適應期。這時建議使用根莖類碳水化合物。

　　有些人會有糖質新生效率不佳的問題，那是因為進行糖質新生的酵素數量不夠，必須給身體時間去適應及增產。

吃飽了還是餓

　　很神奇吧！但這種事情就是會發生，而且你應該也曾經發生過，那就是明明飽了，但還是想要吃東西，想起來了嗎？

　　通常有以下幾種情況：

◍ 身體尚不適應使用脂肪

　　身體尚不適應使用脂肪或脂肪難以分解提取使用，你又將碳水化合物減少，就好像你遺失提款卡，現金花完，又一直往戶頭存錢一樣的道理。基本上，只要退回低醣飲食再適應一陣子，就能解決這問題。這幾乎都是一下子從習慣飲食跳生酮飲食的人才會發生的情況。

◍ 微量元素不足

　　我們的身體缺乏某樣營養素時，就會依照你曾經在什麼食物攝取過這些東西的經驗，讓你突然想吃某些東西，例如缺乏維生素 C，那麼你可能就會想吃辣的。

如果你缺乏某些營養，且就算吃飽了也沒補到那些營養，讓身體依然缺乏，就會出現這種尷尬的情況。

如果不能確保飲食多樣化，最好每兩天補充一次微量元素，特別是鈣、鈉、鉀、鎂等，要多吃內臟、大骨湯、海菜。

♠ 來自腸道菌的呼喚

你體內的腸道菌也需要吃東西，你越常吃什麼東西，就容易養出某類的細菌。

有一天，你突然不吃那些它們喜歡的東西了，它們沒有食物，自然會有管道能跟你溝通，這時也會出現這種情況。我很喜歡郭漢聰醫師的說法，那是腸道菌在跟你「哭餓」。

若是採用循序漸進的改變方式，就不會有這個問題，或是你可以嘗試多添加益菌食物在飲食中，咖啡灌腸也是一個不錯的選項。

♠ 壓力

人的大腦主要的功能就是趨吉避凶，而高碳水化合物、高脂肪、高鈉的食物會讓大腦有愉悅感，可以讓人暫時逃離壓力，身體也會記住這個機制，所以當人有壓力時，大腦就會想起有些東西可以降低減少你的壓力，提醒你去吃這些東西，其他類似的東西就是毒品和酒。

食慾降低

適應生酮飲食後，會產生沒有食慾的現象。但事實上，這是因為身體已經轉換成可以無限提取脂肪成為能源的情況，而你同時又有造

成身體負擔的過多脂肪，就會產生沒有食慾的情況，就像是家裡的錢多到滿出來，不想出去工作一樣的意思。

身體裡儲存的能量有幾萬卡，當能量足夠時，自然無須吃太多東西，不會因為越吃越少而對身體有害，只需注意微量元素的攝取即可，就算兩天吃一次也無妨。

這個現象不會持續很久，當體脂降低，食慾就會漸漸上升，這跟厭食症沒有關係。

停經

女性朋友可能會停經，這是因為能量轉化不順，造成能量攝取短少，只要適應了，就會恢復正常。突然間大量運動或是體脂太低，也會出現這種情況。因為生殖並非身體生存的必需機能，所以會暫停，但無礙健康，適應之後也會恢復正常。

不過，大部分的情況是，在採行生酮飲食之後，月經變成正常，經痛情況也減緩，甚至完全無感。

皮膚癢、酮疹

有幾種可能性，身體平常會把毒素包裹在脂肪裡隔絕開來，以保護身體。當脂肪開始提取出來使用的時候，毒素也跟著釋出，皮膚又是最大的排毒器官，所以最直接的就是反應在皮膚上面。身體也會因為這些脂溶性毒素釋出而受影響，一部分的生酮不適症狀也是由此而來，像是頭痛、疲倦之類的。

　　另一種是食物過敏，以往沒吃過的或是某種食物的分量突然加大，超過身體耐受度。例如，以前很少吃奶油，所以即使對乳製品過敏，也因為少量、少頻率而沒有發現，但採行生酮飲食之後，突然大量且頻繁的使用乳製品，一超過耐受度就中標了。有些人使用椰子油，也會有這種情況，氧化形態的鎂也會引起皮膚癢，可以從這幾個方向下去檢查。

　　基本上，酮疹就是脂肪被分解使用時，裡面包裹的脂溶性毒素釋出所致。

　　酮疹的出現，代表你的脂肪正在被分解使用。無論如何，這些毒素還是要排出的，有些人補充碳水化合物之後就好轉了，會嚇得以為自己不能吃生酮飲食，一吃就長酮疹，一停吃酮疹也停了，於是就放棄生酮飲食。

　　這是因為攝取碳水化合物會提高胰島素，胰島素高就阻礙脂肪分解，於是脂溶性毒素停止釋出，身體又將已經釋出的毒素代謝掉，才會感覺好轉。

　　所以，這是你中斷脂肪分解，讓毒素停止排出的結果，而不是你解決了這個問題。所以，一旦脂肪再分解，毒素再釋出，最後就是再次長酮疹。

　　應對方式：

1. 不管它，排完就沒了。
2. 多做運動以加速排除。
3. 稍微提高碳水化合物的攝取量，降低脂肪的分解量，減輕症狀（但也減慢毒素排出的速度）。
4. 咖啡灌腸，加強排毒。

掉髮

　　如果排除壓力、胃酸不足及藥物的干擾，那麼掉髮通常只是身體適應新能源轉換使用的過渡現象而已。有循序漸進採行的人，較不易出現這種情況。

　　出現掉髮時不用過於擔心，確保蛋白質的攝取量不要過低即可。絕大多數人是營養失衡的問題，吃的東西太過單一，卯起來猛吃蔬菜，這個問題就解決了。

運動、力量降低、耐力降低

　　無力的情況是來自身體習慣使用糖當能源，在產酮並適應使用脂肪為主要能源之前，身體會有最大力量下降、耐力下降、無力、倦怠等症狀。等到身體酮適應後，約三週至三個月後，力量就會恢復，耐力也會提升。

總膽固醇、脂蛋白、尿酸升高，低血糖、甲狀腺功能下降

　　外酮攝取過高，容易搶走分解尿酸的酵素，導致尿酸升高，這是初期的正常現象。總膽固醇與脂蛋白升高，也是正常現象。

　　以現在的環境飲食來說，在正常情況下，身體屬於雙引擎能源，碳水化合物是優先使用的，脂肪是備用的能源，所以我們大多是使用碳水化合物當主要能源。當你使用血糖當主要能源，運送血糖的葡萄糖運送分子和胰島素自然就活躍。

現在，我們降低碳水化合物或是阻斷碳水化合物的攝入，身體被迫使用脂肪當主要能源，總膽固醇自然就會增加。膽固醇也是膽汁的原料，當你的脂肪攝取量增加，自然就需要更多的膽固醇來製造膽汁，以乳化脂肪供身體使用，而高密度與低密度脂蛋白都是運送脂肪的貨車。當你的主要能源是脂肪，運送脂肪的貨車自然會增加，這是很正常的事情。

一般 LDL 被稱為壞膽固醇，但它的正確名稱是「低密度脂蛋白」，而且有分顆粒大小，大顆粒的是正常的，小顆粒的才是不好的，這邊有一個判斷的小技巧。

如果 LDL 高，但是三酸甘油酯低，那就是大顆的低密度脂蛋白，如果兩個數值都是高的，那麼就是小顆粒的低密度脂蛋白，才需要注意。生酮飲食者的低密度脂蛋白數值高，通常伴隨著低三酸甘油酯數值，所以不用擔心，這是正常現象。

血糖低是生酮飲食的正常現象，一般約在 75 左右，運動員大概會在 85 左右，這也是正常現象。有的人在斷食時降到四十幾也不會不舒服。血糖低，血酮也低，這種血中沒能量的人才會出問題。只要總能量有一定程度，就沒問題。生酮飲食者血糖低的時候，血酮值比平常人高出很多（0.1～0.2），所以血中總能量是足夠的，不會有覺得無力、顫抖等一般人低血糖的情況。

有一些人在採行生酮飲食之後，驗甲狀腺 T3，發現 T3 數值下降了，誤以為吃生酮飲食會降低甲狀腺功能，其實不是這樣的。我們使用葡萄糖當燃料時，對 T3 帶來的負擔比較大，需要分泌較多 T3 來工作，轉換成使用酮體之後，對 T3 來說比較好處理，自然就不用分泌那麼多了，所以這只是恢復正常狀態，而不是代謝異常降低。這就好像

有人說戒菸後食慾會變大一樣，實際上是香菸的尼古丁抑制了食慾，戒菸之後，食慾不再被抑制，就恢復正常了。

糖暈

常常有吃生酮飲食的人，偶爾亂吃，或是大量吃碳水化合物後，會產生暈眩、愛睏的情況，這也是一種習慣使用脂肪之後，身體對碳水化合物非常敏感。吃了碳水化合物，血糖從身體習慣的低濃度突然升高，就會有這種情況。

這不代表碳水化合物是有毒的，至少優質的碳水化合物不是，單純只是身體不適應而已。

口中有異味

有少許人吃生酮飲食一陣子後，口中會產生味道，有的人形容是鐵鏽味，有的人形容是果香或果酸味，有的人覺得是臭味，這是「呼吸酮」（也就是酮體中的丙酮）的味道。正常狀態之下，不用太久的時間就會消失。不過，如果你真的很不喜歡，那麼稍微調高一點碳水化合物的攝取量，就能解決這個問題。

抽筋

如果排除運動的問題，單純是飲食所引發的抽筋，那麼在生酮飲食者中發生比例佔第一的就是缺鈉，第二名是缺鈣，第三名是缺鎂。

可以按照順序來補充這些微量元素，看看抽筋的問題是由哪一個所引發的。

比較懶的人可以直接熬大骨湯，就能一次補足鈉、鈣和鎂。

失眠

進入酮症之後，有些人的精神會變得非常好，晚上睡不著或是睡沒多久就起來了，這是因為使用酮體當能源，大腦的血流量甚至可以提高到 60%，讓人覺得精神異常的好。基本上，過一陣子人就會適應了，但如果真的很困擾的話，也是稍微提高一點碳水化合物的攝取量，降低血酮濃度，就可以排除這個問題。

生酮飲食需注意事項

水分補充

由於生酮飲食很少攝取碳水化合物，容易造成水分與鈉的流失，需要額外補充水與鹽分。碳水化合物 1 克會綁 4 克的水（易導致水腫），減少碳水化合物攝取量後，更要注意水與鈉的攝取。口含鹽巴的效果比喝鹽水好，鹽水會再一次稀釋血鈉濃度。

如果有測量 inbody（身體質量）習慣的人，也許會發現肌肉量下降、體脂率上升，這也是因為肌肉裡過多的水分排出去，讓機器判定肌肉部分減少了，而不是你的肌肉減少或燃燒掉了，不用擔心。既然

機器判定你的肌肉減少，那麼以比例來計算，體脂率就上升了，所以這都是假象。只要你再吃一些碳水化合物，水分補充回來，數據就回來了，不妨試試看。

鹽分補充

注意缺鈉的生理反應，適時補充鹽分，把玫瑰鹽含在舌下，以不需配水服用的分量為最佳，若嚐起來太鹹，就表示一次分量太多了。尤其運動量大或排汗量大的人，要小心頭暈、心悸的狀況。

酮適應

身體養成提取脂肪產酮的習慣，大約需要三週的時間，完全適應則需要至少三個月，所以我會建議第一次採行生酮飲食的人，最好可以堅持九十天。

（註：少數人的生酮不適症狀會在三個月之後才出現，但循序漸進地改變，依然可以大大減少這方面的問題。）

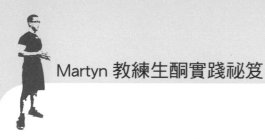

居家活動這樣做

　　我一直都建議，運動就是要到健身房，在健身房運動的好處非常多，如器材多樣化，有非常大的重量範圍可以選擇，從很輕到很重都可以，還有鏡子可以檢查自己的姿勢，發生危險的時候有人可以救你，你也不需要保養器材等等。甚至連跑步，我都很建議在健身房跑，因為比較不用擔心空汙，與馬路相對來講也較安全，而且跑步機有吸震功能，對於膝蓋的耗損也相對較小。

　　但是，人生總是會有些時候沒有辦法去健身房，對吧？如出遊、颱風天、出差等。這個時候想要運動，可能就必須在家裡或是住宿的旅館，也就是說，我們必須假設可用的空間很小，而且只有有限的器材。

　　如果可以，準備一些器材放在家裡，像是組合式啞鈴、可調式躺椅、瑜伽墊、家用式單槓、壺鈴、瑜伽球等，也是很好用的。

　　運動要有用，強度就一定要足夠，否則連延遲退化都有困難，更別說是變健康或塑造好體態了，但是切記，一定要循序漸進，否則運動是雙面刃，強度不夠無法進步，強度太高導致受傷，所以最好還是有教練指導最為安全。

　　一般來說，在家可以做的基礎重訓有：

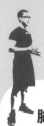

Martyn 教練生酮實踐祕笈 ·········

胸部：

　跪姿伏地挺身／扶桌伏地挺身／伏地挺身／腳墊高伏地挺身／單手伏地挺身／啞鈴臥推等。

背部：

　啞鈴屈體划船／彈力帶屈體划船／壺鈴屈體划船／啞鈴俯姿飛鳥／彈力帶俯姿飛鳥／超人式／家用式單槓／啞鈴過頂舉／彈力帶直臂下划／彈力帶擴背肌額狀面內收等。

腿部：

　蹲舉／啞鈴蹲舉／單腳蹲舉／弓步蹲／啞鈴弓步蹲／啞鈴羅馬尼亞硬舉／啞鈴直膝硬舉／壺鈴擺盪／彈力圈側跨步／臀推／貓式後抬腿／側臥抬腿等。

肩部：

　啞鈴肩上推／啞鈴前擺舉／啞鈴側平舉／啞鈴六式等。

腹部：

　捲腹／下捲腹／對向捲腹／仰臥游泳／左右碰踝／仰臥起坐／側撐體／棒式等。

間歇心肺：

　高跳步／低踩步／登山運動／波比運動等。

　以上這些運動最好都還是請專門的教練指導過後，才在家操作喔。

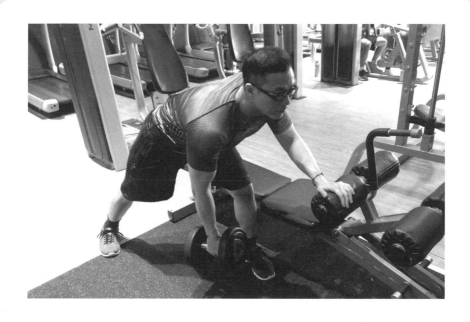

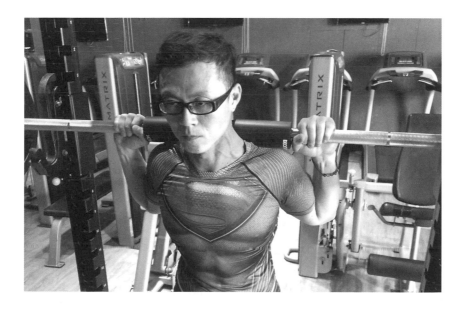

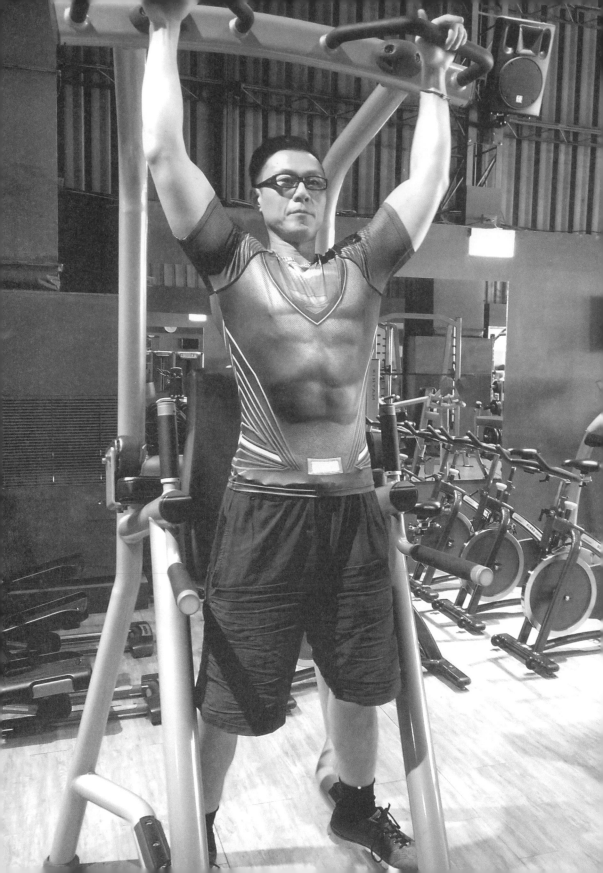

第 五 章

你應該認知的錯誤與迷失

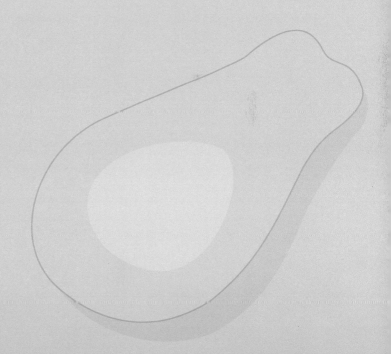

重點提領

- 糖調百味。在外食裡經常有許多隱藏的碳水化合物。

- 你無法進入酮症時，不妨計算一下自己的蛋白質攝取量是否超標了。

- 身體逐漸適應使用酮體後，尿酮會慢慢消失，轉化為血酮，最好使用血酮機來測量。

- 在採行生酮飲食的前三週至三個月，身體數據會非常混亂，這是正常的，不用擔心。

- 酮酸中毒必須滿足三個條件，你必須血糖超高、酮體超高，還要胰島素不足，才會發生酮酸中毒。

- 只有第一型糖尿病患者以及第二型糖尿病末期患者，才需要擔心酮酸中毒的問題。

- 使用防彈咖啡或喝油法，負面案例非常多，你不一定需要冒險。

- 生酮烘焙品使用亞麻仁籽、奇亞籽、椰子粉之類的材料，通常含有非常高的木酚素，會讓體內的雌性荷爾蒙升高。雌性荷爾蒙越高，脂肪堆積的效果就越好。

- 在注意攝取量的前提下，與其使用代糖，不如使用真正的糖類。

無法進入酮症的常見錯誤

　　有些人覺得奇怪，我都有按照基本原則在吃，為什麼我的酮體檢測起來這麼低啊？

　　我們來看看幾個最常見的原因吧。

隱藏的碳水化合物

這個問題非常常見，尤其是使用外食來進行生酮飲食的人，有一句話是這樣說的：「糖調百味。」所以在外食裡，經常會有許多隱藏的碳水化合物，讓你在不知不覺中就吃進去了。

有些人認為我就已經沒有吃飯、吃麵、吃麵包，已經把澱粉都去掉了，為什麼我的血酮數值測量起來還是這麼低？

這個問題通常都是出在調味料上面，有些菜色會有勾芡，也就是加入澱粉才會有勾芡的效果。

所以，勾芡類的飲食一定要避免，麵衣、麵皮裹起來的炸物也含有澱粉。

此外，許多菜色為了避免死鹹，都會使用糖來調味，或是使用糖來替食物上色，如肉燥、焢肉、東坡肉之類的。所以，如果是吃外食，最好還是要對烹調手法有所認識，知道什麼樣的菜色比較容易加糖來調味。

另外補充一點，有些人覺得我買鹹酥雞或炸雞之類的食物，只要把麵衣去掉，也可以吃得很開心，我甚至遇過天天這樣吃的案例。

也許把麵衣去掉，的確可以避免碳水化合物，但你記得嗎？優質的脂肪來源對生酮飲食而言也是非常重要的。

首先，你不知道店家是用哪一種油來炸，其次這些油可能是一直不停回鍋的油品，裡面有很多致癌物質。

再者，高溫容易導致油品變質，甚至蛋白質經過高溫一樣會變質，所以偶爾為之也就算了，但經常這麼做，可能會讓你的身體更快壞掉，不可不慎。

過量的蛋白質

　　我們說過，蛋白質也會影響胰島素，有的蛋白質甚至影響胰島素上升的效果等同或是超過碳水化合物，所以蛋白質的選擇也很重要，尤其是空腹胰島素濃度就已經不低的人，或是已經有胰島素阻抗的人。

　　其次，蛋白質攝取過量時，用不到的蛋白質一樣會轉化為能源，變成糖或是變成脂肪，這個過程叫做「糖質新生」和「脂質新生」。採行生酮飲食時，我們不缺脂肪，所以身體會往糖質新生的方向走。

　　所以，當你攝取過量蛋白質，就相當於攝取過量的碳水化合物，這也是為什麼「生酮飲食就是大口吃肉」是錯誤的說法，生酮飲食是必須控制蛋白質攝取量的。還有人說，這種飲食法因為攝取太多蛋白質，所以會對腎臟造成傷害，這也是錯誤的觀念，生酮飲食並沒有攝取大量的蛋白質。其次，除非腎臟本身有問題，否則依照食慾來攝取蛋白質，很難對腎臟造成什麼影響，因為蛋白質很容易讓人飽足，很難攝取大量。

　　所以，當你無法進入酮症時，不妨計算一下自己的蛋白質攝取量是否超標了，這也是一個非常常見的原因。

失控的食慾

　　有些人因為長時間錯誤的飲食習慣，導致胃袋已經被過度撐大了，然後又因為習慣於胃袋撐大帶來機械式擴張而產生的愉悅感，就容易過度進食，導致不容易維持在營養性酮症，也不利於瘦身。解決的方法就是進食時細嚼慢嚥，注意一下吃到七、八分飽就好，不要吃撐。

這樣你的胃袋就會慢慢縮小，回到正常狀態，你的食慾也會恢復正常，若搭配斷食或是間歇性斷食，效果會更好也更快。

持續使用尿酮檢測酮體

我們說過，如果身體逐漸適應使用酮體，尿酮會慢慢消失，轉化為血酮，所以如果你不是使用血酮機來檢測，可能就驗不到尿酮，然後誤以為自己脫離了酮症的狀態，事實上卻不是這樣。我還是建議最好使用血酮機來測量酮體。

另外，還有一個驗尿酮時容易發生的烏龍情況。有些人固定使用尿酮試紙檢測自己是否處於酮症，然後就在出去隨便亂吃之後再驗尿酮，結果發現顏色依然是深紫色，於是誤會自己是萬中選一的幸運兒，即使這樣吃也能維持在酮症裡，就不再依照生酮的規範來吃。

但事情的真相是，因為你吃了過多的碳水化合物，導致身體的酮循環被打斷了，身體有足夠的碳水化合物可以使用，酮體就不再需要了，所以身體將酮體排出體外，你驗到的尿酮就是這些被身體排出去的酮體。你確實是脫離酮症了，並非你這樣吃依然可以處在酮症裡，這完全是一個美麗的誤會。

生酮初期，酮體轉化不適應

每個人因自己的起點不同，適應使用脂肪的速度也會不同，通常在採行生酮飲食的前二週至二個月，身體數據會非常混亂，這是正常的。例如，在生酮飲食初期尿酸會升高，那是因為酮體轉化較不適應，

所以需要攝取較多的脂肪，而比較多的外酮會搶走分解尿酸的酵素，尿酸才會升高，但這都是過渡期的正常現象，不用擔心。

如果你能確定自己有正確執行，那麼只要保持耐心等待身體適應就可以了，等到三個月之後，如果依然無法處於營養性酮症裡，再來抓問題即可，畢竟我們已經採行混合飲食幾十年了，應該要給身體一點時間來調整適應。

自己控制脂肪攝取量

有些人為了想要拿多一點內酮出來用，就會刻意減少脂肪攝取量，這是很不好的作法。因為你攝取的量不夠，體內轉化出來的量也不夠，那身體就會處於饑荒模式，從而異常地降低你的代謝與一些生理功能。

減重與改善健康都不是一天、兩天的事情，任何劇烈的改變都會給身體帶來相當大的壓力，把身體的需求交給食慾去控制，才能正確執行又不傷身。

壓力過大

這是非常嚴重的問題，壓力可以是一切的殺手，甚至會造成退步。壓力會導致皮質醇上升，增加食慾，上升血糖，讓身體處於儲存狀態，使你更難進入酮症。

我們之前有一個案例，有個學生運動正常，執行生酮飲食的方式也是正確的，睡眠情況也不錯，但是當他面臨一個非常重要的考試時，即使他的運動、飲食、作息都沒有改變，但他的生酮情況卻完全停滯，

等到考試結束之後，得到不錯的成績，壓力源消除了，他才又開始進入生酮，由此可見壓力的可怕。

我們面對壓力時，經常犯兩個錯誤，一個是忍受它，一個是逃避它。忍受壓力的人，最後還是會崩潰；逃避壓力，但壓力源沒有解決，你最後依然會被壓力給打垮。

壓力是生活裡的必需品，是挑戰也是調劑，更是動力來源，使用正確的態度來面對壓力，解決壓力源，你就不會再被壓力所苦。

睡眠不足

睡眠不足這個殺手的殺傷力大概不會輸給壓力，兩個加在一起就更恐怖。睡眠不足不但會增加食慾、減少代謝、打亂自律神經的運作，萬一你有運動的話，那麼你的身體更是沒有機會修復。

每天最好能睡足七個半小時，每半小時為一個單位，每少一個單位，你可能就相當於多吃了一個大漢堡這麼糟糕。所以，無論你是不是採行生酮飲食，睡眠都是極度重要的事，千萬不要忽視睡眠不足帶來的影響。

藥物介入

除了肝臟必須分心代謝你的藥物，導致無法專心產生酮體之外，也會讓身體的運作改變，所以使用一種或多種藥物，都可能會讓你無法順利進入酮症。

但是，如果你目前是以治療病症為主要首選，那麼請不要因為生

酮飲食而中斷服藥，具體應該怎麼進行，請務必和醫師商量諮詢後再做決定。

運動員

運動員代謝酮體的能力比較強，轉化脂肪為酮體的效率也比較高，所以運動員的酮體測試往往數據都比較低，但脂肪減少的速度反而比較快，所以如果你是一個狀況很好的運動員，酮體值檢測出來較低是正常的，請勿擔心。

我們有過一個案例，這位教練執行生酮飲食正確且嚴格，但血酮一直都在 0.4 ～ 0.8 左右，這還是搭配間歇性斷食的數據。不過，在所有執行的教練裡，他的脂肪減少速度是最快的。國外研究的數據顯示，強壯運動員的血酮測量出來在 0.2 ～ 3 的也有，所以運動員最好以減脂速度與自己的酮適應感受去檢測比較準，基本上就是不容易餓，耐力增加，運動前後不補充食物也不會有影響，以及脂肪明顯減少。

令人聞之色變的酮酸中毒

我想聽過生酮飲食的人，應該都聽過酮酸中毒，畢竟電視媒體上很多醫師和營養師都很愛拿酮酸中毒來嚇人。更多人連酮酸中毒是什麼都不清楚，就先怕起來放，然後就與生酮飲食這麼棒的飲食法擦身而過了，實在可惜。

其實，酮酸與身體裡的其他東西一樣，太高了都是不好的，例如血糖太高、血壓太高、胰島素太高、雌雄激素太高等一樣，差別只是在危害有多大，速度有多快而已，其中酮酸中毒這麼令人為之色變的原因，就是它是可能致命的等級。

看到這裡，你是不是就開始害怕了？會死人欸！別急，讓我慢慢解釋給你聽。其實正常人要酮酸中毒的難度，還真不是一般的高，可以說，只要你的胰島素還有一點點功能，這件事情就不會發生。

酮酸中毒必須滿足三個條件，你必須血糖超高、酮體超高，還要胰島素不足，才會發生酮酸中毒。

我們之前提過，胰島素會將過多的血糖從血液中推到細胞裡面儲存成糖原，而當酮體過高時，胰島素也會將酮體從血液中推出去，重新再合成儲存能量。

所以關鍵就在這裡，只要你有胰島素，就不會酮酸中毒。正常人不管如何進行低醣飲食，都不會酮酸中毒，哪怕你只有一點點胰島素，也很難酮酸中毒。

記得嗎？我們只要稍微碳水化合物吃多一點，或是蛋白質攝取過量，就無法順利進入營養性酮症嗎？也就是血酮值 0.5 ～ 3.0，在斷食很久後，能夠達到 5 ～ 7 也算很高了，而酮酸中毒至少要 15 ～ 20。稍微執行失當就會連 0.5 都沒有的數值，你擔心到 15 以上去幹嘛？別傻了，你只要擔心無法進入營養性酮症就好了嗎？

什麼人要擔心酮酸中毒？第一型糖尿病患者以及第二型糖尿病末期患者才需要擔心。為什麼呢？因為這兩種類型的糖尿病患者都是缺乏胰島素的。第一型糖尿病患者是胰島素缺乏，所以必須注射胰島素才能活下去，第二型糖尿病患者比較特別，初期是因為飲食中攝取太

多碳水化合物，導致血糖過高，胰島素就跟著大量分泌，接下來就會產生胰島素阻抗，必須用更多的胰島素才能把血糖降下來。第一型糖尿病患者是沒有胰島素，第二型糖尿病則是胰島素太多。

隨著時間過去，第二型糖尿病患者由於長時間大量分泌胰島素，所以胰臟負責分泌胰島素的貝塔細胞開始過勞，直到衰竭，也就是無力再分泌胰島素，這時候就是第二型糖尿病末期了。第二型糖尿病末期跟第一型糖尿病一樣，都是沒有胰島素，所以兩者皆有酮酸中毒的危險。

第二型糖尿病患者只要不是病情已經進展到末期，那麼使用低醣飲食、生酮飲食或是斷食，還是有機會讓病情康復或是得到控制，不再惡化的。但是，如果你不是一個健康的人，或是糖尿病患者，若想執行生酮飲食或斷食，請務必與醫師配合，因為這將會有一定的危險性在裡面，尤其是已經在服藥或是注射藥物的人，請千萬注意，命只有一條，賭不起的。

防彈咖啡不等於生酮飲食

我猜，即使沒有聽過生酮飲食的人，多多少少都聽過防彈咖啡吧？尤其是最近幾年，防彈咖啡的大名一直不停的在各種健康資訊裡頻繁出現，而對於防彈咖啡的評價也是有好有壞，不過這不是我要討論的重點。

要討論防彈咖啡，就不得不說，其實防彈咖啡是屬於防彈飲食的

產物，並非生酮飲食的產物。很多人都誤以為要吃生酮飲食就要喝防彈咖啡，或以為喝了防彈咖啡就等於是吃生酮飲食，其實防彈咖啡與生酮飲食基本上是不相關的。

防彈咖啡其實算是一種油斷法，也就是使用防彈咖啡來抑制食慾，延長斷食的時間，從而達到斷食的效果，也有人利用防彈咖啡來增加飲食中攝取不足的脂肪量。

防彈咖啡無所謂好不好的問題，每個人使用的結果都不一樣，但幸運的是，沒有防彈咖啡，也不會影響你的生酮飲食。

我沒有食用防彈咖啡，因為我在實際執行以及輔導學生進行生酮飲食時，發現防彈咖啡有一些問題。

當然，不是每個人都會這樣，你可以評估之後，再決定是否要在自己的生酮飲食裡使用防彈咖啡。

咖啡的好處已經有很多人提過了，但咖啡對健康的疑慮可能比較少人提，所以我稍微提一下咖啡對身體會有哪一些影響。

咖啡大概是最有名的提神食品，許多人都會使用咖啡來提神，增加工作效率。咖啡能夠讓人血壓升高、心跳加快、呼吸短促，降低大腦的含氧量，從而讓人能夠冷靜思考，咖啡也能增加代謝，這些聽起來都是好事。

但如果你從另一方面去思考，就不是這個樣子了。為什麼你的身體會因為喝了咖啡而加速代謝？因為咖啡本身可能是不受身體歡迎的，是微毒，所以身體才需要加快腳步，趕緊將咖啡因代謝掉，排出身體，而在代謝咖啡因的同時，你會消耗大量的維生素 B，如果你喝了咖啡之後會疲倦、無力，不妨試著補充二至三顆維生素 B 群，你會發現這些症狀都緩解或消失了。

　　人在疲勞的時候，真的應該提神嗎？在身體疲勞時提神，其實就像是提供興奮劑來壓榨身體繼續工作的行為。很多研究可能提過，飲用咖啡因，可以提升記憶力與認知能力，從而提高工作效率，卻比較少提到接下來會怎麼樣。

　　當咖啡因的作用結束之後，人會陷入戒斷症狀，變得更為疲勞、情緒低落、不穩定、認知能力下降，然後呢？你會開始喝第二、第三杯咖啡，讓身體再恢復到原來的狀態，這就是咖啡因上癮，可能是一種惡性循環。

　　持續不停地一直壓榨身體，刺激腎上腺素，除了造成情緒不穩定、理智下降之外，也會有讓腎上腺疲勞的疑慮，畢竟你不停地在壓榨自己的身體，讓身體處於高效運轉中。

　　應該有些人有過在離睡覺時間比較近的時間喝茶或咖啡，然後就會睡不著的經驗吧？這要從咖啡因的半衰期來講。咖啡因的半衰期是六小時，也就是說，我們必須用整整二十四個小時才能完整地將咖啡因代謝掉，如果你去掉睡眠時間，真正醒著活動的時間大概只有十六至十七個小時，也就是說，不管你幾點喝咖啡，到了睡覺時間，你的咖啡因依然沒有代謝完，更不用說一天不只喝一杯咖啡的人。所以，如果你很容易受咖啡因影響，即使是在早上喝咖啡，到了晚上，咖啡依然會影響你的睡眠。

　　咖啡因會減少睡眠時快速動眼期的活動，快速動眼期是身體深層睡眠的時候產生的，此時是大腦放鬆修復，以及身體恢復能量最重要的時間，如果這段時間沒有得到良好的休息，你早上起來就會精神不濟，注意力無法集中，身體疲憊，然後呢？再來一杯咖啡，開始元氣滿滿的一天吧！這絕對是一種惡性循環。

咖啡是富含 Omega-6 脂肪酸與植酸的食物，植酸是反營養素，會阻礙身體吸收鈣、鎂、銅、鋅等礦物質。

講完咖啡，我們來談談油斷食這個機制。油斷食就是使用攝取脂肪來進行斷食，有人使用防彈咖啡，有人直接喝油，先不談直接喝油對身體的壞處，我們來談談油斷食會有什麼樣的影響。

使用油斷食，容易造成總卡路里攝取過高導致變胖，或是過度抑制食慾，造成營養攝取不良，畢竟我們還是需要蛋白質、纖維質和微量元素，不是單純攝取脂肪就可以健康的活下去。

其實在很多案例中，使用防彈咖啡或是喝油抑制食慾的人反而都變胖了，只要拿掉它們之後，就會回到正軌。所以，如果你對咖啡也有疑慮，又還沒達到可以不吃早餐的程度，我會建議你吃真正的早餐，例如一份蔬菜與培根搭配煎蛋，也很棒！這是真正營養的食物，且營養素十分多元，不一定需要依賴防彈咖啡。

使用防彈咖啡或喝油法，負面案例非常多，你不一定需要冒險。當然，如果你使用之後，感覺與效果非常好，那麼你也可以直接忽略這一篇。

生酮烘焙的代糖問題

許多人在生酮飲食中都會加入生酮烘焙品，尤其是女孩子，通常對甜食較沒有抵抗力。但是，吃生酮烘焙品的風險並不小，甚至有吃到生病的人，所以我們不得不提一下生酮烘焙品。

　　生酮烘焙品在生酮飲食裡的地位，大概就像是素肉在素食裡的地位一樣。在還沒有戒除碳水化合物成癮之前，有些人就會想要拿生酮烘焙品來當成替代品。那麼，生酮烘焙品的風險到底在哪裡？它相對於一般的甜點來說，不是更健康嗎？其實未必，讓我解釋給你聽。

　　首先，我們會想要吃生酮烘焙品的原因，就是想要吃甜食，但又不希望影響到減重的結果，沒錯吧？所以，生酮飲食裡的甜味來源，就會選擇使用代糖。大家都知道人工的代糖是不健康的，但天然的代糖也是不健康的嗎？

　　事實上真的是這樣。你仔細思考一下，如果代糖有用的話，這個世界上還會有胖子嗎？如同我們開發了那麼多的低脂產品，胖子不但沒有減少還變多了，代糖也早就開發出來了，不是嗎？那麼胖子是減少了，還是增加了？

　　人工代糖確實不好，對大腦也會造成損傷。至於天然代糖，雖然是從植物中萃取出來的，事實上也不適合人體使用，因為我們的身體要代謝這些天然的植物代糖，會比代謝真正的糖來得吃力，甚至也可能造成自體免疫疾病。

　　我們使用代糖，是不希望波動血糖，影響到胰島素，讓我們無法有效的提取脂肪出來燃燒，對吧？但是，代糖雖然不會影響到血糖，卻會影響到胰島素，這是身體的一個提早反應機制，讓身體在面對外界的訊息時，可以更快、更有效地做出應對。

　　有研究指出，攝取代糖之後，雖然血糖沒有被影響，但接下來吃進去的食物所刺激的胰島素分泌量，卻比沒有攝取代糖的情況下要高出很多。我們的身體對於甜味的反應就是來自於糖或澱粉，而這些碳水化合物進入身體裡就是會變成血糖，所以我們需要分泌胰島素來處

理這些血糖。吃代糖的情況，就等於是發了假警報給身體，身體一樣會分泌更多的胰島素來因應這個情況，所以代糖並沒有辦法協助我們控制胰島素。

代糖的問題講完了，那麼材料方面呢？遺憾的是，生酮烘焙品為了減低碳水化合物的攝取量，大多使用亞麻仁籽、奇亞籽、椰子粉之類的材料，它們通常含有非常高的木酚素，也就是植物的雌性荷爾蒙，會讓體內的雌性荷爾蒙升高。

雌性荷爾蒙與雄性荷爾蒙對於身體的肌肉與脂肪比例影響，是非常巨大的，所以男生即使不運動，天生肌肉就是比女生來得多，脂肪也比女生來得少。

因此，雌性荷爾蒙越高，脂肪堆積的效果就越好，對於肌肉的增加效果就越差，有些練健美的人都會刻意施打雄性荷爾蒙就是這個原因。當然，這也是一種破壞身體平衡的事，好孩子千萬不要學。所以，過量的攝取這些食材，只會讓你離減重越來越遠而已。

事情還沒有結束，攝取過量的雌性荷爾蒙，不只是讓你難以減重，甚至會變得更胖，還會大大影響你的生殖系統。雌性荷爾蒙過多，就會拮抗雄性荷爾蒙，男生會發生性慾減退、興趣缺缺、沒有活力、情緒低落的現象，女生則是曾有案例天天吃、餐餐吃，吃到子宮出血的，直到戒除後才恢復正常。所以，生酮烘焙品在食用上要特別小心，尤其是這種東西很容易吃過量，也很容易上癮。

所以要吃的話，還是吃一般甜食比較好吧？其實也不然。一般甜食的問題不只是超量的碳水化合物而已，其中的人工反式脂肪和氫化植物油，還有最容易導致過敏與自體免疫疾病的麩質，也都是對健康殺傷力非常大的食材。

　　現在被我這樣一說，你是不是覺得這輩子都要跟甜食絕緣了？事實上也沒有這麼嚴重，如果頻率低，攝取量不要大，身體還是能夠處理掉這些東西的，最終，**分量和頻率還是最重要的關鍵點**。

　　不過，還有一個更好的方式，就是自己做生酮烘焙品，但不要使用代糖，而是使用人體比較好代謝掉的真正糖類，加上好的脂肪、生酮烘焙材料，然後不要吃過量，不要當成正餐或隨餐吃的點心，偶爾獎勵自己的時候吃，這樣就能最大化的保證自己的健康，也能吃得開心了。

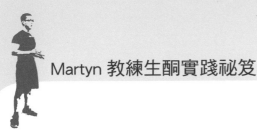

瘦身第一步的健身活動

很多人瘦身時都會考慮先增肌或是先減脂，因為增肌與減脂的飲食方式是不一樣的，但是對於初學者來說，其實不用考慮這個問題，因為初學者搭配重訓，吃減脂飲食，只要飲食法操作得對，增肌減脂是可以同時完成的。在同時增肌減脂的情況下，體重變動幅度沒有單純減脂來得大，但體態的落差卻是很明顯的。

例如，我今天增肌一公斤，減脂一公斤，那麼體重是不變的，但比起單純肌肉不變、脂肪減少一公斤的人來說，整體體脂率不僅下降得更多，肌肉也可以把身材的線條撐起來。

所以，當你開始飲食控制，重訓比起有氧運動來說，是絕對的利多，而且也比較不容易影響太多皮質醇與食慾。

初學者剛開始運動，在沒有足夠肌力支撐的情況下，進行高反覆次數的關節運動，例如慢跑，對於關節的耗損會非常嚴重，所以不是很建議；間歇運動則是對沒有體能基礎及鍛鍊的人具有相當的危險性，所以也不是很建議；至於瑜伽伸展類的運動，雖然很好也很重要，但對於增肌減脂，增強肌力、耐力、心肺、體態的幫助都很小。所以，好好的找個運動教練，開始系統化的做運動學習吧！

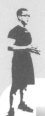

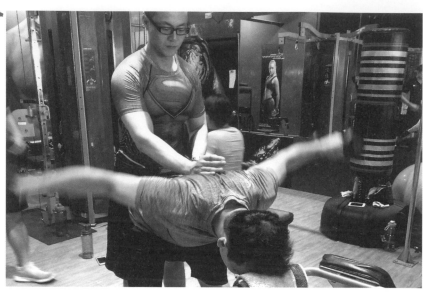

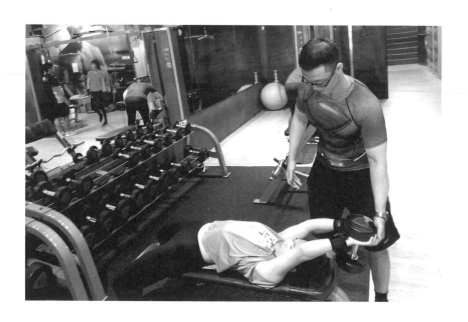

第 六 章

斷食的必要性

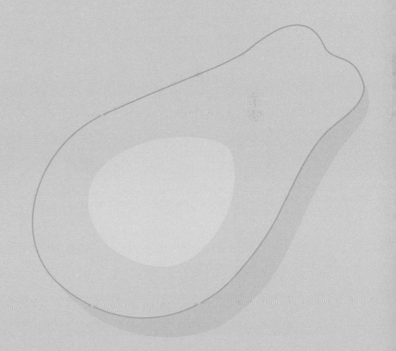

重點提領

- 生酮飲食其實就是一種類斷食的飲食法。
- 斷食的好處：大幅提高生長激素、增加腎上腺素、產生自噬功能、維持粒線體的活力。
- 混合飲食者想要嘗試斷食，可以先將精緻碳水化合物改成複合碳水化合物，再慢慢延長斷食時間。首先不吃早餐，接著只吃午餐或晚餐。
- 如果想要啟動自噬系統清理身體細胞的話，建議一個月斷食一次四十八小時就可以了，最多一週斷食一次四十八小時。
- 生酮飲食者採取餓了就吃，不餓不吃的執行方式，用餐間隔會比一日三餐的人要長。
- 在進行四十八小時以上的長時間斷食之前，最好連續兩天補充大量的微量元素。
- 斷食期間，除了飢餓感之外，其他情況都不應該出現。
- 在採行生酮飲食與斷食的期間，用鹽巴就能處理好90%的不適問題。
- 復食後的第一餐，務必吃營養密度高的食物，避免攝取過量的巨量營養，造成攝取過多熱量。
- 復食症候群是因為高血糖與大量胰島素分泌，加上身體缺乏微量元素所造成的連鎖反應，所以在復食的時候，先喝大骨湯，再觀察一個小時，沒事的話，就可以正常進食了。

斷食的定義

斷食是一種自願性的停止進食行為，不同於遇難時非自願性停止

進食的行為，這非常重要，因為這是較沒有壓力，也隨時可以中斷的斷食。

另一個則是壓力非常大，而且不知道什麼時候能夠獲救而結束。壓力對身體的影響非常大，所以結果自然會非常不同。

斷食的歷史非常久遠，古代的許多宗教都有斷食的傳統，它們認為這是一種修練，可以提高人的靈性與認知能力，讓你更快悟道，古代的醫療中也常常使用斷食來做為一種醫療方法。

生酮飲食其實就是一種類斷食的飲食法。

相較於生酮飲食來說，斷食的效果更快，也更好，斷食甚至有生酮飲食沒有的優點。

但是，斷食對一般人來說相對無法持久，但生酮飲食可以，而且採行生酮飲食也不必忍受飢餓這件事，儘管生酮飲食者在斷食時會有淡淡的飢餓感，卻常有人覺得很舒服。

這裡並不是要分出生酮飲食與斷食的優劣，而是將兩者搭配之後，你就能得到最好的效果，就像星爺說的：「爭什麼？摻在一起做成撒尿牛丸就好了，笨蛋！」

斷食有很多種作法，例如有每日攝取總熱量低於500大卡，或是只攝取流質食物，但這些都不能算是斷食，甚至有部分作法會完全抵銷斷食帶來的好處。

我自己對於斷食的定義只有一種，就是在斷食期間只有水與鹽巴能攝取。

當然，一些特殊的營養補充品是允許的，如維生素之類的補充品，但要注意賦型劑的影響，所以營養補充品必須慎選。

唯有這樣的斷食，才能讓你最大化的享受到斷食帶來的好處。

斷食的好處

為什麼我們要斷食？ 為什麼我們要進行斷食？ 讓我們來談談斷食的好處吧！

◆ 執行簡單

有沒有比斷食更簡單的飲食執行法？我想應該是沒有了。什麼是斷食？就是不要吃，夠不夠簡單？閩南語叫做「吸空氣」，你就是不要吃，喝水就好，身體不舒服的時候再加點鹽巴。

◆ 有彈性

不管你是不是住在家裡，居住的地方能不能開伙，不管你懂不懂做菜，你出差了，你出國了，任何情況下都無法阻止你斷食。

斷食不是要做些什麼，而是不要做些什麼。就這麼簡單，隨時隨地，想斷就斷。

◆ 便宜

有什麼比只喝水，偶爾撒點鹽巴在嘴巴裡，更便宜的飲食法？

◆ 強效

大概沒有比斷食更強效的自然飲食減肥法了，包括對抗胰島素阻抗之類的問題，效果也是一樣。

甚至很多頑固型肥胖的人，使用任何飲食法的成效都很慢，但搭配較長時間的斷食就能解決他們的問題。

你想想看，這個世界上有沒有不吃也不會瘦的人？

♠ 泛用性

斷食能夠跟任何一種飲食法搭配，但與生酮飲食或低醣飲食是最搭的。採行其他飲食法的人，在斷食時必須忍受一段時間的飢餓，但執行生酮飲食的人，斷食起來卻非常輕鬆，甚至能夠體驗到一般飲食者可能要等一段時間之後，才能享受到的微餓舒服感。

♠ 以最快的速度回到酮症

我們在執行生酮飲食時，偶爾還是會參加一些社交活動吧？也就是一般所謂的「作弊日」，作弊日的意思就是當天不控制飲食，愛吃什麼就吃什麼，這對於我們的社交與心情放鬆是非常有幫助的。

當然，有人擔心作弊之後會胖回來，想要盡快回到營養性酮症，那麼斷食就是能讓你最快速回到酮症的方式。一般來說，斷食後四十八小時左右，你就可以回到酮症狀態。不過還有一個加速法，就是加上無氧運動。斷食是阻斷食物來源，運動則是加速身體裡碳水化合物的消耗，兩者相加，速度快的人，甚至只要一天就能迅速回到營養性酮症狀態。

那麼，斷食會對身體產生什麼具體的好處呢？

大幅提高生長激素

首先是生長激素會大幅度提高，研究指出，在斷食期間生長激素的分泌量可以達到兩倍以上。

生長激素是很棒的東西，可惜它的分泌量很不穩定，一直處於浮動的狀態。

生長激素可以協助維持肌肉量與骨質的密度，也能增加提取脂肪來燃燒的效率。

生長激素會隨著年紀增長而減少分泌，胰島素上升的時候，生長激素的分泌也會被阻斷，所以當你頻繁的進食，生長激素會大幅度的被抑制。

小孩子若在生長期吃糖，吃一次糖，生長激素就會被抑制大概兩個小時，對於他的生長發育是非常不利的。

對於重訓人士的增肌來說，生長激素更是非常重要，重量訓練本身就能增加生長激素，如果加上斷食，效果更是如虎添翼，國外有很多重訓人士已經廣泛地使用搭配斷食法來增肌。

增加腎上腺素

接下來是腎上腺素的增加。

斷食期間，身體會增加腎上腺素，讓我們的精神變得更好，更敏銳，記憶力增加，充滿活力與能量，這樣我們才有力氣去找到食物以存活下來。

要增加力量，就必須有能量做為支撐，所以我們會加速提取身體的脂肪來做能源，同時會增加代謝。而令人意外的是，斷食是會增加代謝，而不是降低代謝。

所以，很多力量型選手都會利用斷食期間腎上腺素的增加，來試圖突破運動表現。

產生自噬功能

再來是重頭戲囉，這可以說是斷食能帶來的最佳效果了。斷食會讓身體產生自噬，自噬的意思就是吃自己。因為我們沒有外來的能量與營養的供給，所以必須從身體裡面去找東西出來用，除了主要熱量的來源是脂肪外，還會拆身體裡的其他東西來用。講到這邊，很多人就開始擔心了：我就知道，斷食就是會減少肌肉啊！

不是這樣的，你試著想看看，我們斷食的時候沒有食物，所以必須出發去找尋食物，要是減少肌肉量，降低自己的身體素質，對於尋找食物會有好處嗎？所以，身體不會優先將最重要的肌肉拆解來用。

我們的身體一直處於更換交替的狀態，就像頭髮一樣，會一直長，也會一直掉。我們身邊的東西不也是這樣嗎？東西太老舊了，我們就會丟掉它再換新的，所以新陳代謝就是這樣，把新的與舊的東西，進行組合及分解的過程。我們會把身體太過老舊或是不要的，排出去或是回收再利用，這個過程就叫做自噬，而斷食會最大化的提升自噬的過程。有很多病症都是來自於身體自噬系統失靈，其中有很多的凶素，如睡眠時間不夠或是睡眠品質不好，尤其是大腦方面的疾病，都是很多蛋白質廢棄沉澱物沒有清除，堆積在腦部，才會產生，而缺乏營養就是自噬的啟動信號，斷食恰恰就是讓身體缺乏營養的最好方法。吃糖、吃蛋白質、進食、胰島素升高，都會關閉自噬系統，老舊的東西堆久了，人就出問題了。

自噬不但能讓我們可以減去多餘的脂肪，也能夠讓我們汰換這些老舊的細胞與廢棄物，避免一些疾病的產生，也能夠因為細胞不停換新，而延緩及抵抗老化。所以，你不應該要怕餓，而是要享受餓，餓

的時候，自噬系統就啟動，你的身體也就更新了，尤其是非血糖波動
引起的飢餓，不是你平常的那一種餓，而是一波一波像浪潮一般的微
餓，不會讓你很難受，反而會讓你精神很好、非常敏銳。

維持粒線體的活力

最後是斷食對於粒線體的好處，你可以把粒線體當成是細胞的發
電機，或是給細胞提供能量的發電廠。很多的疾病都被發現與粒線體
功能下降有關，如阿茲海默症、癌症、心臟病、中風，與女性生殖器
官相關的疾病。

斷食帶來的自噬功可以有效汰換掉功能老舊的粒線體，維持粒線
體的活力與健康。

驚訝吧？斷食的好處居然這麼多，如果加上生酮飲食和運動，那
就不只是一加一等於二的效果了。

對於斷食的疑慮

對於斷食，應該還是很多人會覺得怕怕的，尤其是我們從小就被
灌輸的一些錯誤觀念，已經根深柢固地纏繞在我們心中了。

現在我們就來討論一下這些關於斷食的迷思，讓大家執行起來能
夠更放心。

傷胃

要是不吃早餐，胃就會壞掉了，更何況一天一餐，或是很久不吃東西？

這部分我們在前面已經討論過了，這世界上沒有任何生物需要定時進食，人類也不例外，如果你兩餐或幾天沒吃東西，胃就會出問題，那我們這個物種早就滅亡了。我們的胃部有一層黏膜保護，所以即使胃酸分泌，也不會侵蝕到你的胃。當然，如果你一開始胃黏膜就已經因為平常的壓力累積或是刺激性的東西吃太多、太頻繁，或是喝酒喝到對胃造成傷害，那就另當別論了。但這不是斷食的問題，而是你已經把自己的胃給搞壞的問題。

低血糖

斷食會讓人低血糖，產生暈眩昏迷的危險！

低血糖為什麼會危險？血液裡沒有能量，人就會有危險啊！但是，斷食期間，血糖逐漸消耗掉，血中能量下降，酮體卻被提取出來使用了，所以血液裡不是處於沒有能量的狀態，反而是能量滿滿的狀態，而且身體有糖質新生的功能，所以血糖再低都能夠保持在一定的安全程度上。

就像採行生酮飲食的人，有些會搭配斷食，如果你量測他的血糖，可能在 50 上下，這對一般人來說，是非常不舒服的狀態了，可是對於採行生酮飲食或是斷食的人而言，他們是精神奕奕的，沒有絲毫的不適，酮體是否參與這個過程，就是其中的關鍵。

大腦與肝臟會沒有能量

大腦和部分器官只能使用葡萄糖當能量，一旦斷食，大腦就沒有能量了。

其實，酮體可以穿越血腦障壁，大腦是可以使用酮體當能量的。身體確實有一些組織只能夠使用葡萄糖當能量，但別忘了，身體有糖質新生功能，能夠把其他的能源轉換成葡萄糖，供給身體使用，尤其是在酮體已經提供能量給身體大部分的組織之後，用糖質新生出來的葡萄糖量來應付這些剩餘的組織，是綽綽有餘的，所以不會發生什麼腦袋壞掉，還是肝臟因為沒有肝糖會不斷縮小這些事。如果真的會這樣，那麼碳水化合物會被歸類為「必需碳水化合物」，因為沒有它，我們就會死，但事實上真的是這樣嗎？只要查查看就知道了。

斷食會燃燒肌肉

斷食會以燃燒肌肉來當能源。

我們在上一篇有提到這件事，斷食不但不會燃燒肌肉，還會刺激生長激素協助增肌，事實上，在許多研究中已經針對斷食做過測試了，斷食期間確實不會燃燒肌肉。如果有身體喜歡用的脂肪可以拿來當能量，為什麼身體要用它不喜歡的蛋白質來當能量，而且同時還會降低身體的行為能力，讓你更難去找到食物來吃？

有沒有人在冬天的時候，明明庫房裡有存放一堆柴火，卻硬要拆客廳的沙發去燒火來取暖這種事情？你沒有這麼笨，你的身體也沒有，所以不用擔心斷食會燃燒肌肉來當能源，沒有這回事！

飢餓模式

斷食會讓身體進入飢餓模式，使人精神不振、體力喪失。

所謂的飢餓模式就是身體意識到食物缺乏，於是將身體一些不必要的功能降低或關閉，也就是減少身體能源支出的意思，這種情況會造成肌肉流失、代謝異常下降、生殖系統關閉、肌肉燃燒、人沒有活力等症狀。

關於肌肉減少及代謝下降的問題，先前都提過了。事實上，代謝是不減反增的，要到身體的儲存能量與營養低到一定的程度，才會開始降低代謝。

根據研究，必須體脂肪低於 4%，才會啟動這個機制。而微量元素其實在我們的骨頭裡的含量非常多，身體能源缺乏時，我們會從骨頭裡先提取這些微量元素，可以支持非常久的時間，所以我們斷食時，反而會感到精神奕奕，而不是精神萎靡，這就說明了我們並沒有因為斷食而進入飢餓模式。

極度的飢餓

斷食會讓人感覺很餓、很餓，甚至餓到非常難受！

這是很多沒有嘗試過斷食的人，對斷食的印象。因為我們使用混合飲食已經很久了，受血糖升降影響，飢餓的情況會非常嚴重，如果空腹胰島素高而影響脂肪的提取及供應，就會更糟糕。

身體儲存的碳水化合物，一般若四十八小時沒有進食，就會被消耗到一定的程度，如此一來，胰島素下降，脂肪開始供應，我們的飢

餓感就會變得非常微小，甚至只有淡淡的感覺，而且很舒服，飢餓感是一陣一陣的，不會一直很餓。

如果你是採行混合飲食，那麼在前四十八小時，確實比較容易感到較餓的飢餓感，但也不至於無法忍受，一旦過了四十八小時，這個飢餓感就會變得微弱。

經過調查，幾乎所有人斷食時，都是前四十八小時比較容易餓，過了就好了。

但如果你是採行生酮飲食，因為提取脂肪的能力已經被訓練好了，那麼斷食對你來說會是非常輕鬆的事情，尤其是像四十八小時這種短時間斷食，大概就跟喝涼水一樣輕鬆吧！

許多使用生酮飲食到酮適應的人，在斷食五天後都還是非常輕鬆，甚至超過五天還不想停下來的比比皆是。

復食後會暴食

斷食後復食，可能會暴飲暴食，反而越來越胖！

事實上，有些人確實在斷食後復食會吃得比較多一點，但有些人反而吃一點就飽了。假設你平常一天需要吃 2,000 大卡的熱量，復食之後吃了 2,600 大卡，但斷食期間消耗的能量，相信絕對比這多出來的 600 大卡還要多，所以即使你斷食之後復食吃得比較多，也不會有復胖的問題。

最有趣的是，那些認為斷食對身體有害的人，不是從來沒有斷食過，就是這些迷思都是自己想出來的，或是從朋友那裡聽來的，他們

不但評論一個自己完全沒做過的事情，而是連深入去了解都沒有，就直接反對，現在你知道斷食的機制，知道斷食的好處與迷思，相信各位就可以更放心的執行斷食，來達成自己的目標了。

什麼人不適合斷食？

　　跟生酮飲食一樣，有些人或有些情況下是不適合進行斷食的，本篇就是要讓你檢視一下，你是否屬於這些族群，如果你是，那麼就要仔細思考一下該怎麼進行斷食。

兒童

　　兒童有可能無法產生足夠的酮體來供應身體使用，所以如果今天是進行低醣或生酮飲食，還沒有什麼關係，但斷絕碳水化合物或是沒有攝取脂肪（外來的酮體），那麼兒童有可能因為自己產酮能力不佳，而導致代謝低下或是發育不良的情況。

　　當然，我們指的是不建議常態性斷食，而不是特殊情況的斷食。例如，當小孩子生病時沒有胃口，這時斷食就沒有關係。

　　生病時沒有胃口，是一種身體的自我保護與療癒機制。通常我們的想法是，身體生病時，不是需要更多的營養來協助修復嗎？如果真的是這樣的話，我們的身體怎麼會設計成在這種情況之下沒有胃口？我們反而應該要食慾大開，不是嗎？

其實，攝取食物、消化食物，再轉化食物成為身體能量的這個過程，對身體是一件頗吃力的事情，所以當我們生病的時候，由於並不缺乏短期的能量與營養來源，身體會希望暫時不要分心做其他事情，而是全力對抗病菌，或是全力修補身體的創傷，這就是為什麼我們生病時反而會沒有胃口的原因。

在這種情況下，即使是兒童也一樣，暫時不吃幾餐並不會影響到什麼，反而可能因為沒食慾而進行斷食，對生病的康復帶來更快的效率，這種特殊情況的斷食是可以被允許的。

孕婦

孕婦是一人吃兩人補，胎兒所需要的營養主要來自於孕婦的供給，如果孕婦進行常態性斷食，對胎兒的成長便有可能帶來不利的影響，所以不建議孕婦進行常態性斷食。

特殊情況同上述兒童生病的例子一樣，孕婦與胎兒也不會因為孕婦幾餐沒吃就造成什麼嚴重的影響，所以在特殊的情況下斷食，其實也沒關係。

高血壓患者

斷食有可能會讓你的血壓降低，原因是因為身體的碳水化合物逐漸使用掉，這些原本被碳水化合物綁住的水分都排出去了，血壓自然就會降低了。

這聽起來是好事，高血壓的人採行斷食，然後血壓降低，這有什

麼不好的？當然沒有不好，但如果你同時服用降血壓藥，那就相當危險了。

　　若高血壓患者已經被斷食降低血壓，再加上降血壓藥的作用，有可能導致血壓太低的情況，嚴重的話，甚至有生命危險。

　　所以，如果你是高血壓患者，而且有服用藥物，應該要與醫師討論，再決定是否進行斷食。

正在使用藥物治療

　　有些人長期使用中藥調養體質，有些人正因為某些身體上的問題需要按時服藥，而這些藥物有很多是因為藥劑內含成分，所以必須在飯後服用，如果是空腹服用，很可能會引起各種不適的情況。

　　如果是長期性的藥物，我會建議在斷食期間暫停使用，如果是短期間必須服用藥物，建議先不要嘗試斷食，應該等到身體症狀處理好後再來嘗試斷食，或是與你的醫師討論停藥的可能性，再來決定。

如果你是糖尿病患者

　　糖尿病患者分成第一型糖尿病及第二型糖尿病，第二型糖尿病患者從前期到末期的情況都不相同，要注意的是，你是否有使用降血糖的藥物，斷食本身就會降低血糖，如果再加上降血糖的藥物，有可能一次會將血糖降得太低，而引起生命危險，

　　所以如果你是服藥的患者，請勿自己進行斷食，請跟醫師溝通後，再決定是否執行。

如果你的皮質醇過高

皮質醇又稱「可體松」，是一種壓力荷爾蒙，只要我們身處在壓力之下，這種荷爾蒙就會升高來幫助我們平衡身體的壓力。如果長期或長時間處於壓力下，會導致皮質醇長期大量分泌。

皮質醇與胰島素一樣，是身體不可或缺的一種重要內分泌，但如果大量分泌、長期分泌，就跟胰島素一樣會對身體有害，最後導致皮質醇無法分泌，又是另一種傷害，這一點跟胰島素也是一樣的。

斷食在某方面來說也是一種壓力，雖然它是自願性行為，與遇難和饑荒不一樣，但它畢竟也是一種壓力，所以當你已經處於皮質醇過高的情況之下，再給予身體其他的壓力，那麼只會讓情況更糟而已。

皮質醇濃度高也會刺激食慾，這會變相的成為一種惡性循環，壓力大加斷食，飢餓讓壓力更大，皮質醇分泌更多，更餓，壓力更大……所以皮質醇濃度太高的人可能不適合斷食，甚至反而對身體的傷害會更大。

如何進行斷食？

我分成兩部分來講，一個是混合飲食的斷食進行法，一個是生酮飲食的斷食法。

由於混合飲食者大多受到血糖控制食慾的因素，所以執行斷食的難度比較高，生酮飲食者進行起來就簡單多了。

混合飲食者的斷食

混合飲食者在斷食時，建議從改變碳水化合物開始，將精緻碳水化合物，如白飯、白麵、麵包等，改成複合碳水化合物，如根莖類的蔬菜、地瓜、五穀雜糧米，這種碳水化合物由於含有豐富的膳食纖維，所以可以緩慢的升血糖，不會讓血糖一下子過於快速的升高而刺激胰島素分泌，也不會讓你的胰島素為了應付突然暴衝的血糖而煞不住車，過度分泌。

過度分泌胰島素，會很快也過多的降低血糖，導致在不缺乏能量的情況下，很快地就又餓了，這樣非但不利健康，不利減肥，強烈的飢餓感與身體不適感，也更容易讓你的斷食無法成功。

所以，混合飲食者想要嘗試斷食，又不希望太過飢餓或是不舒服的第一步，就是從改變碳水化合物開始，接下來就是慢慢地延長斷食時間。

我會建議從早餐開始刪除，只吃午餐和晚餐。前面提過，早上起床前是我們的皮質醇濃度最高的時候，皮質醇會將身體的能量分解到血液之中，讓我們有滿滿的元氣與能量面對新的一天，這時剛好是身體提取能量出來的最佳時機，如果你吃了早餐，就會中斷這個過程，而我們早上會餓，通常都是來自於教育與訓練，而不是你身體真正有這個需求。

所以，要開始斷食減餐，最好的選擇就是從去除早餐開始，如果你晚上十一點睡覺，七點起床，十二點吃午餐，下午六點吃晚餐，吃到七點，那麼你光是不吃早餐，就已經成功斷食十七個小時了。很多人光是因為這樣就能瘦下不少的體重。

　　如果一日兩餐，加上吃健康的天然原形食物，就能讓你瘦下來，那麼你不一定要再拉長斷食時間，除非你想啟動自噬系統，幫身體來個細胞大清理，那就另當別論。

　　到了第二階段，你就可以慢慢選擇了，選擇對你最有益的選項。選擇去除晚餐、保留午餐的好處是什麼？晚上的胰島素分泌比早上與中午來得高，所以對於胰島素的分泌來說，去除晚餐、保留午餐是減重的最佳選擇，同時因為早上到下午這段時間，你的活動量比較高，代謝也會處於較高的狀態，這時候因為進食而胖起來的機會也會降低很多。

　　那麼選擇晚餐、去除午餐的好處是什麼？一般來說，下班回家後才是一個真正放鬆的時段，此時進食，比起中午進食，無疑是比較享受與放鬆的。中午時，一般人都處於工作的狀態，比較忙，容易分心，執行斷食的難度比較低。下班之後，在家裡放鬆，沒事情可以做，一無聊就會想要吃點什麼，所以晚上執行斷食的難度比較高。

　　尤其是晚上斷食，還有社交上的問題，如果你是一個人住也就算了，如果是跟家人或伴侶一起住的話，就會少了一個跟家人培養感情的機會，加上大部分的公司都會給午休時間，有些公司給三十分鐘吃飯，有的公司給一個小時吃飯加休息，但無論是哪一種，選擇中午斷食的話，你可以利用這段時間來午睡，午睡對於身體的幫助是非常大的，但肚子吃飽飽，午睡的效果就會差上許多。

　　當你進入一日一餐時，選擇午晚餐各有利弊，理論上來說，午餐會比晚餐好，但我們自己實作的結果是看不出有太大的差別，可能社交與壓力因素都大大影響了最後的結果，所以選擇自己喜歡跟方便的一日一餐吧，不需要為了一點點的效果差異來為難自己。

　　減肥不用比速度，能夠開心、方便、持久地融入生活的減肥方式才能持久。

　　通常能做到一日一餐的人，對於減重效果都是相當不錯的，甚至你可以交替著做，像是一天兩餐，隔天一天一餐，如此循環交錯，等到比較適應後，再進階到一日一餐也行。已經習慣一日兩餐和一日一餐的人，可以再繼續進階，那就是餓了才吃，不餓不吃，打破進食規律，這對於減重和維持健康都有很大的幫助，也比較符合身體的需求。

　　如果想要啟動自噬系統清理身體細胞的話，一般人建議一個月斷食一次四十八小時就可以了。如果是享受斷食的人，一週斷食一次四十八小時即可，若時間要再拉長，就需要有人幫你監控了，非特殊原因的人沒必要這麼做，畢竟四十八小時就是自噬系統效果最大化的時間，除非是為了治病，否則再增加意義不大。只有一種情況例外，那就是你斷食時覺得很舒服，完全不想進食，表示這時候你的身體正處於修復的狀態，那就不要插手，讓你的身體好好的處理修復它，直到你真的餓了為止。

生酮飲食者的斷食

　　對於生酮飲食者來說，斷食是一件很簡單的事情，尤其是當你已經酮適應之後，不會受到血糖的影響，產生較大、較難受的飢餓感。更多的案例顯示，採行生酮飲食一陣子的人都會開始食慾減退，這通常是過胖的人才會產生的現象，由於身體脂肪太多，要把狀態調整回來，所以會優先從身體脂肪來支出能量。

　　所以，比起一般混合飲食的人來說，你除了不會有血糖升降的飢

餓感需要忍受外，對於進食的慾望是更低的，甚至主動的完全不想吃東西。忍受飢餓斷食，跟不想吃東西而斷食，中間的落差其實是很大的，至少對於壓力荷爾蒙的分泌就會有落差，在心情與減重速度上當然也會有落差。

有些人會疑惑採行生酮飲食會瘦下來，到底是因為生酮飲食的關係，還是間歇性斷食的原因？其實，間歇性斷食對生酮飲食來說是一種常態。

我們換個方式說好了，一天要吃三餐的規則到底是從哪裡來的？其實，一天三餐是我們計算混合飲食者的血糖升降產生飢餓感的時間來的，所以這個飢餓感是來自血糖升降，而不是來自於身體能量與營養缺乏，加上加工食品越來越多，零嘴、點心、下午茶、消夜越來越多，每個餐盤裡的分量也越來越多，如此，我們要怎樣才不會胖？

生酮飲食一方面吃的是天然的原形食物，一方面又沒有什麼碳水化合物可以影響血糖波動，食慾自然可以恢復正常，身體缺多少就吃多少，身體什麼時候餓了，才會想要吃東西，而不是因為到了別人規定的用餐時間，就要吃東西。

所以，嚴格來說，生酮飲食從來就沒有搭配間歇性斷食。什麼是斷食？自願性的進行禁食，對吧？也就是說，你自發性的願意忍受飢餓，即使這飢餓不難受，但你還是自願性的忍受了飢餓。所以，我們不會說混合飲食的一天三餐，餐與餐的間隔是進行斷食，因為你根本就不餓，怎麼能算斷食？

生酮飲食會恢復身體正常的進食間隔，採取餓了就吃，不餓不吃的方式，注意到了嗎？餓了就吃喔，所以從頭到尾什麼時候挨餓過了？既然沒有挨餓，斷食怎麼能夠成立？

　　此外，斷食最大的好處——自噬作用，必須要產生飢餓感或身體營養缺乏，才能夠啟動，但生酮飲食者並不會產生這個機制，所以即使生酮飲食者用餐的間隔比一日三餐的人要長，這個間隔也不能夠稱為間歇性斷食，因為你並沒有滿足斷食發動的條件。

　　如果你有肥胖問題，也進入一日一餐，或是甚至一天都吃不到一餐，單純餓了就吃、不餓不吃的情況，那麼除非你是頑固型肥胖，或身體的激素阻抗實在太嚴重，否則你並沒有斷食的必要，因為你應該就已經能夠瘦得很順利了。

　　但是，我還是會誠心的推薦大家，即使你採行生酮飲食，還是可以考慮一下每個月進行一次四十八小時的較長時間斷食，來幫細胞做大清理以保養身體。

　　如果你是餓了再吃，或是一日一餐的生酮飲食都瘦得不順利的人，那麼我會建議你可以每週做一次四十八小時的斷食，這能夠加速你的減重過程。如果你有胰島素阻抗的問題，也可以加速身體去修復這個情況。

長時間的斷食

　　一般來說，低於四十八小時的斷食時間都算短的，沒有什麼需要注意的，你不會因為四十八小時以內的斷食而失去多少能量（相對於身體脂肪總庫存的能量來說），也不會因為斷食而消耗多少微量元素。所以，這裡要說明的是超過四十八小時斷食需要注意的事項。

前置準備

　　如果你想要進行長時間的斷食，那麼，在斷食之前最好連續兩天補充大量的微量元素，也就是盡量吃營養密度很高且全面的食物，因為我們在斷食期間是不缺能量的，能量可以由身體庫存的脂肪來供應。身體也不缺蛋白質，因為沒有吃東西，就不需要把蛋白質轉換成可把食物切割成小塊、方便吸收的酵素，蛋白質的支出會變少。再來就是斷食會產生自噬作用，回收再利用廢棄的蛋白質。唯一需要擔心的就是微量元素了，雖然說我們的骨頭裡含有很多的維生素和礦物質，但可能不夠全面，世界斷食紀錄可以斷食足足三百八十二天，其中也是補充了維生素和礦物質，才能達到這個時間。我們在前面也提過微量元素的不足會產生飢餓感，所以補足微量元素，對於長時間舒適的斷食是非常有幫助的。

　　那麼，我們要怎麼補充微量元素呢？我會建議在斷食前兩天，連續兩天多食用肝臟以及大骨湯，大骨湯裡最好加海菜，蔬菜盡量挑深色蔬菜來吃。連續兩天，你會發現接下來的斷食就會變得很順利。當然，這些建議在我看來已是最好的選擇，如果你要搭配其他一些營養密度很高的食物，也是可以的。

循序漸進

　　其實斷食要達到四十八小時還挺簡單的，例如我執行一日一餐時，經常週日晚上八點吃過飯後，到了週二晚上八點才再進食，我會感覺自己好像只有週一沒有吃飯，但事實上我已經經過四十八小時的斷食

了，對人的心態沒有什麼太大的影響。一般來說，要跨過四十八小時會比較難，雖然通常都是難在心態上。

斷食沒有一個固定的加長時間法，例如，從十八小時開始斷食，下一次就是二十四小時，再下一次就是四十八小時。其實不用這樣，每次挑戰時增加一、二個小時也沒關係，或是當你斷食到自己設定的時間之後，其實還不餓，感覺也是舒服的，那麼你繼續斷食也沒有關係，不必非要因為時間到了而進食不可。

斷食時間是非常自由的，不需要設定一個時間來綁死自己，否則在過大的壓力之下產生過多的壓力荷爾蒙，反而不好。

何時停止？

斷食期間的飢餓感都是微微的餓，像浪潮一樣一波一波的，混合飲食者可能在前四十八小時內會比較餓，但四十八小時後反而會感覺不餓了，或是進入這種微微餓的狀態。這種餓會讓你精神敏銳，認知能力增強，思維變得清晰迅速，但如果你過了四十八小時後感到非常飢餓，可以試著喝點常溫水，因為有時候飢餓感是來自於缺水，而不是你缺能量或微量元素，喝完水過三十分鐘後，你依然很餓，那麼再喝一次水，若三十分鐘後還是很餓，那你就應該要停下來了，準備復食（結束斷食，開始恢復進食）。

斷食期間，除了飢餓感（不管是微餓還是很餓）之外，其他情況都不應該出現。在採行生酮飲食與斷食的期間，光是鹽巴大概就能處理好 90% 的問題，所以當你感到飢餓、頭暈、頭痛等其他的不適感覺，稍微撒點鹽巴在舌下（以不用配水吞服能接受的分量為準，如果需要

配水，就是太多了），你可能單純是因為身體裡的碳水化合物燒完了，那些被綁住的水分釋出，鈉含量跟著下降，造成身體血鈉過低的症狀，補充一點鹽巴即可恢復。

有時候，因為脂肪包裹太多的脂溶性毒素，一旦斷食，脂肪消耗得多，脂溶性毒素也跟著釋出更多、更快，也會造成頭暈、頭痛、酮疹、疲倦無力的感覺。如果你每次固定斷食到一定時間就會開始產生頭痛之類的不適症狀，就很可能是脂溶性毒素所引起的。

如果可以確定是脂溶性毒素所引起的反應，你可以選擇在開始不適時多忍受一點時間，畢竟這些毒素還是需要排出體外的，如果太過不舒服，就在不適的時候中斷斷食即可。

如何復食？

一般進行四十八小時以內的斷食者，若要復食，不必太過在意要怎麼復食，因為斷食的時間沒有很長，身體的微量元素沒有消耗很多，不會有太大的影響。

但如果是進行四十八小時以上的斷食者，突然復食時，便有可能會產生復食症候群（詳情會在後文介紹），首先要先喝一些大骨湯，有加海菜最好，喝完經過一個小時後，身體沒有不適的情況，就可以正常的吃了。

比較需要特別注意的是，因為復食後身體的吸收能力一開始會增強，所以如果你是正在減肥的人，請注意復食後的第一餐務必吃營養密度高的食物，避免攝取過量的巨量營養，造成攝取過多熱量，拖慢減重的速度，尤其是混合飲食者尤其需要注意。

注意事項

　　有些人會建議在斷食期間喝大骨湯來補充微量元素，以延長斷食的時間，我個人是完全不建議這樣做，因為我實際處理的許多案例都顯示，斷食期間喝大骨湯會增強食慾，導致斷食者因為餓到不行而中斷斷食的情況。

　　斷食期間也請盡量遠離食物，尤其是聞到食物的味道，因為這會提醒身體增加飢餓感，來促使你去找東西來吃。

　　這是人的一個生存機制，當你沒東西吃時，身體提供能量讓你去找東西吃，這時候你不太會餓，因為身體的能量還是充足的；一旦聞到食物的味道，卻誤以為自己不餓而不吃，那你很可能會因此而餓死，所以大腦一接收到食物的味道，就會開啟你的食慾，避免你忽略自己需要進食這件事。

　　我們知道自己是自願斷食的，但身體不知道，所以這個機制還是會開啟，而當你感到飢餓時，就容易破功。所以，除非你已經練到意志力很強了，否則請不要在斷食期間經過可以聞到食物味道的地方。

　　我們之前提過，熬夜也會促進食慾，所以在斷食期間千萬要嚴格執行睡眠充足以及不要熬夜，萬一直接餓到睡不著，你就整個破功了。一次就少掉至少七小時以上的斷食時間，你看多可惜？

　　保持忙碌也是一個非常好的方式，我們常常一忙起來就會忘記飢餓，所以在斷食的時候多找一點事情讓自己做吧，尤其是在最餓的那一段時間裡。

　　有些人飲用綠茶之類的飲料也能緩解飢餓，有些人則不行，讀者也可以自行嘗試看看，因為可以的比例還挺高的。

復食症候群

　　復食症候群，又稱為「再進食症候群」，主要是因為長時間的營養缺乏之後，經過攝食或是靜脈注射接受營養，因為體內微量元素的缺乏，或是體液的移動產生了一系列的連鎖反應，可能造成意識不清、肌肉無力、心律不整，嚴重的話會致命。一般研究的平均值，大約是落在斷食五天以上才比較有可能發生。

　　復食症候群並不是長時間斷食後復食就一定會發生，也是有一定的機制才會產生。

　　首先，我們斷食時雖然能量可以由脂肪來供給，但微量元素卻無法像脂肪儲存的那麼多，當身體微量元素稀少或是不足的時候，我們一恢復進食就吃會提高血糖的大量食物，身體就必須製造大量的胰島素來應付這些血糖，然後刺激肝臟合成肝糖、蛋白質與脂肪。在合成的過程中，必須有磷與鎂的參與，但由於斷食期間磷可能已經被消耗到一定程度，突然間又調用大量的磷，就會導致體內的磷過低，也就是醫學上所稱的「低磷血症」。

　　低磷血症的具體表現在中樞神經系統的症狀，如感覺異常、構音障礙、反射亢進、震顫、共濟失調、昏迷。在身體上的反應，如橫紋肌溶解症、溶血症、乏力、肌肉軟弱、肌肉疼痛，甚至癱瘓。而白血球吞噬功能障礙，則容易發生感染。還有血小板功能障礙，會使血小板聚集能力降低。

　　所以，碰到遇難的人時，即使他們再餓、再渴，你也不能讓他們一下子吃喝太多，否則他們反而會昏迷或是立即死亡。

　　但有趣的是，傳統的觀念則認為，遇難者或病人很虛弱，而蛋白

質、脂肪和蔬菜都難消化，就找好消化的白吐司和白粥吧！連醫院和醫師都這樣建議。

但是，白吐司是高升糖食物，白粥是最強升糖食物，然後就是血糖急速上升→胰島素大量分泌→刺激肝臟合成肝糖、蛋白質與脂肪→需要大量的磷來參與作用→血中因為斷食而剩餘的少數磷被急速抽掉走→血液中磷不足或過低→條件達成，復食症候群發動！然後患者不是死一半，就是全死。

太可怕了！那我們千萬不要斷食太久好了！

這樣講沒錯，因為沒有必要的人實在不建議一次斷食到這麼長的時間，完全沒有必要。斷食帶來的好處會在四十八小時的時候達到巔峰，之後就慢慢衰退了，所以除非你是為了治療特殊問題，需要更長時間的斷食，否則四十八小時就夠了，要增加就增加斷食的頻率，而不是時間的長度。

但復食症候群不是不能避免，你不要明知道還去突然拉高血糖，或是刺激胰島素。

由於復食症候群是因為高血糖與大量胰島素分泌，加上身體缺乏微量元素所造成的連鎖反應，所以只要在復食的時候，先喝大骨湯，再觀察一個小時，沒事的話，就可以正常進食了。

大骨湯有豐富的維生素與礦物質，含有豐富的磷與鎂。以前說的鬼火，就是骨頭上的磷自燃的現象。

此外，大骨湯有豐富的油脂，油脂也是最不會影響血糖與胰島素的巨量元素來源，把身體缺乏微量元素的問題解決之後，再來提升血糖與胰島素就沒關係了。

我個人建議最好養成習慣，即使是四十八小時斷食後，也應該要

這樣做，畢竟小心駛得萬年船，而且大骨湯本來就是很棒的高密度營養食物。

斷食不適症

如同生酮不適症一樣，斷食也有不適症，接著我們來討論斷食會有怎樣的不適症狀，以及為什麼會有這些不適症狀，又要如何解決？

在斷食時感覺到頭暈或頭痛

這有幾種可能性，有可能是血鈉過低的症候群，也有可能是脫水了。斷食時，在身體的碳水化合物消耗過程中，會讓那些原本被碳水化合物綁住的水分，也跟著排出。如果你又沒有適當的補充水分，就可能有脫水的症狀。

此外，隨著水分流出，鈉也會跟著被排出，若只補充水分，血液中的鈉就會被稀釋，所以採行生酮飲食與斷食者，都務必要注意水分與鹽分的補充。

每個人的每日所需水分都不一樣，每一個人的飲食裡含有的水分也不同，這些都必須被計算進來。如同你沒喝水，但卻喝了很多大骨湯，或是吃了很多含有豐富水分的蔬菜，也等於有喝水。

所以，建議透過觀察尿液的顏色來檢視自己的水分攝取是否充足，渴了就喝。

　　建議隨身攜帶一點玫瑰鹽，不適的時候可以撒一點在舌下，以不需要配水吞服的分量為準。

坐著或蹲下站起來時會頭暈

　　這個很像是起立型低血壓的症狀，其實原因也跟上面一樣，突然排了較多的水分出去，又沒有補充所導致的結果。只要注意水分的補給與鹽巴的攝取就可以了。

　　如果你本身是高血壓的人，又有服用降血壓藥就要特別注意，最好跟醫師討論後再進行斷食。

胃不舒服

　　如果你喝一些礦泉水也無法排除這種情況，建議去看一下醫師，你的胃黏膜可能在之前就已經受損了，才會導致胃酸分泌時，胃會不舒服或是痛的症狀。

胃食道逆流

　　不要在斷食之後突然大量進食，或是吃完馬上躺下。如果有過胃食道逆流的情況，在嘗試斷食之後要慢慢復食，吃一般的量就好，不要一口氣大量吃。

　　如果還是會發生，要去看醫師，有可能是胃酸不足產生的情況，飯水分離飲食法也會有幫助。

　　飯水分離飲食法，是進食前兩小時開始禁水，餐後兩小時才開始喝水，進食時，不喝湯、不喝水、不吃流質食物。

便祕

　　常有人問斷食期間便祕的問題。不過，沒有吃東西，怎麼會有東西可以出來呢？所以，這不叫便祕。便祕是有東西出不來，或是很難出來，很久才出來，出來得不乾淨。斷食期間不排便、很少排便、量很少，都是正常情況。

　　斷食後的非斷食期間開始便祕，就要檢視一下是否平常進食時，膳食纖維或是油脂、水分攝取過少，喝一些奇亞籽泡水增加糞便體積，是不錯的作法。

抽筋

　　通常是缺鎂引起的，推薦使用鎂油塗抹在身體，或是買含有鎂的浴鹽，浸泡半小時，即可解決這個問題。

　　基本上，斷食期間執行得正確，又有把鈉與水分補充足夠，那麼斷食期間應該只有「餓」與「排便減少」這兩種情況，其他任何不適情況都是不應該出現的。如果依照上述的解決方式依然無法排除，請立刻停止斷食，並找時間去看醫師，檢查一下身體哪裡有問題。

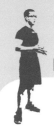

瘦腰的技巧

　　腰部的處理一向是最特別的地方，腰部要好看，不僅僅是減脂這麼單純的問題，因為一個圍度是取決於脂肪量與肌肉量的總量。

　　人們最常犯的錯誤，就是不控制飲食，然後猛操腹部運動，其結果就是，脂肪沒減少，但肌肉增加，然後整體圍度增加，腰部反而變粗了。

　　其次是完全不運動，透過飲食控制來減少腹部脂肪，結果就是，得到平坦的腹部，卻沒有線條。

　　第三種是透過飲食控制，也單獨操練腹部，有腹肌的線條，卻是直筒腰，完全沒有曲線。

　　腰部要美，不管男生女生都一樣，前提是內臟脂肪與體脂肪要減少。腹部如果沒鍛鍊，那麼脂肪減少也只是得到平坦的腹部，但不會有腹肌線條。正面要有 S 曲線，就必須拉開三圍的圍度，所以擴背肌與側腹肌群的鍛鍊就非常重要；側面要有 S 曲線，臀部的鍛鍊就非常重要，其中又以側腹的鍛鍊需特別注意，如果鍛鍊的方式錯誤，就可能導致腰圍過大，影響視覺效果。

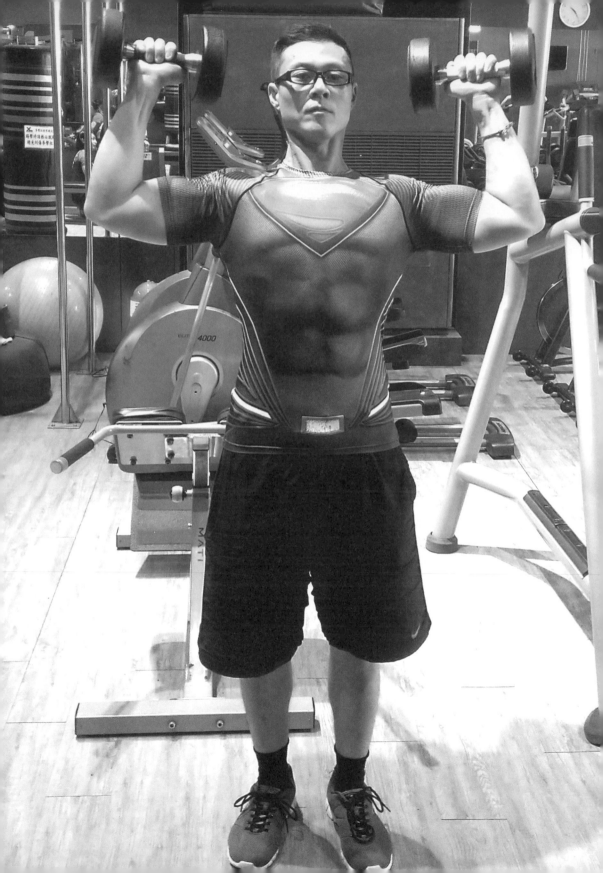

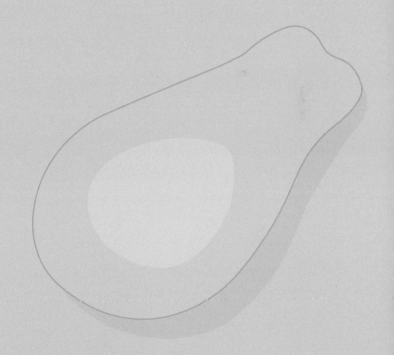

第 七 章

生酮飲食、斷食與運動

重點提領

- 胸背肌肉平衡，才能吸入足夠的氧氣量。
- 肌肉與骨骼息息相關。肌肉強健，就可以幫助骨骼與軟組織分擔負擔；肌肉衰弱，骨骼的磨損與耗損就會大大提高。
- 肌肉也負責產熱，大約負責體溫40%的溫度提供。
- 健康就是四要素——運動、飲食、作息、壓力管控，缺一不可，只要一樣做不好，你跟健康都無緣。
- 採行生酮飲食後，需要半年左右的適應時間，才能提升肌力和爆發力。
- 目的性補碳：在做重量訓練前攝取約30～50克的碳水化合物，視運動強度增減。
- 循環式補碳：大約七至十天補碳水化合物一次。選擇在最辛苦的那一天練完之後補充，效果比較好。攝取精緻碳水化合物也沒關係，但要避開不健康的食物。
- 採用生酮飲食減脂時，建議將重量訓練量減少，主要以維持住肌肉與力量即可。
- 採用生酮飲食增肌時，首先要加入能夠提升胰島素的食物，如牛肉與乳製品。如果一餐吃不了多少，可以慢慢增加餐數，盡量控制在一週增加0.2公斤左右的體重就可以了。
- 斷食計畫執行得好，還可以嘗試用來增肌與突破運動表現。

運動與肌肉對人體的重要性

其實我猜很多人應該會跳掉這一部分不看吧？但既然你翻進來看

了，那我就要恭喜你，因為運動與肌肉對於人的體態、生理與心理健康的重要性，都是無與倫比的。

我知道很多人都是因為想要減肥而接觸生酮飲食，其次才是為了健康的人，大部分人的想法就是，如果我能使用飲食瘦下來，為什麼要運動？我只是要健康，沒有要練肌肉（變猛男的那一種），但事實上，運動與肌肉的重要性遠遠超過你的想像。

大部分人對於健身房也有很大的誤解，覺得那是想要變成彭于晏或美國隊長，還是西方的運動辣妹才需要去的場所，這是對健身房極大的誤解，健身房其實是醫療體系的一環。

健身房不是左營國手訓練中心，最主要的業務不是訓練出那些厲害的運動高手。健身房最主要的業務，是幫助大部分的民眾維持健康或恢復健康，你只要能在健身房維持住應該有的體能就可以了，不用練到多厲害。但是，如果你對基礎體能與健康不滿意，當然可以再多加精進。

所以，健身房才是醫療體系的最前端，我們稱之為「預防性醫療」，也就是說，健身房的目的是想辦法讓你不進醫院，讓你沒有看醫師的機會。

以中醫的理論來說，這是最好的作法——上醫醫未病。整個醫療體系應該是由健身房開始，健身房先做預防，再來是家醫科，家醫科做分類，然後才是診所或醫院。

為什麼運動與肌肉對我們這麼重要？

我們用最簡單的說法好了，你可以把身體當成車子，把飲食當成汽油，如果車子本身零件老化或壞掉，那麼你加再好的油也沒有太大的用處。

　　所以，單純把飲食顧好，那只是不毒害身體，不加速身體衰老而已，但身體還是會因為你的生活習慣與不運動而衰退得很快。

　　我只想要健康而已，所以願意改變飲食，但我不想運動。什麼是健康？讓我們來定義一下，所謂的健康，就是指身體的一切機能運作正常，而肌肉佔了身體30％～40％的比例，要是肌肉衰弱了，你能健康嗎？

　　隨著時代進步，我們的生活越來越便利，活動量不停銳減，少到不可思議，使得現代人肌肉的萎縮速度是空前的快。最多人愛做的運動就是走路，連醫師都建議走路或是快走。並非走路與快走不好，而是強度實在太低，要阻止肌肉退化的效果實在太有限，連維持都辦不到，更別提進步了。

　　為什麼你要進步？因為你必須給身體留點資本來退化。你真的確定自己不會生病臥床？有多少老人家都是走路而已，一旦生病躺了幾天之後，就再也站不起來了？而國外有做重量訓練的爺爺奶奶們，九十幾歲能硬舉九十公斤的人一大堆，這是什麼樣的差距？

　　沒有肌肉會怎樣？嚴重的程度可能遠遠超過你的想像！

　　我們先從營養來談。什麼是最重要的營養？水？脂肪？蛋白質？錯了！是氧氣。為什麼？因為沒有水，你還能活七天，沒有氧氣，五分鐘你就腦死了。

　　氧氣的攝取是透過肺的擴張，當你胸背的肌肉失衡，開始駝背、圓肩，胸腔就會難以擴張，導致吸入的氧氣量減少。

　　現代人的背部普遍使用不到，導致駝背與圓肩非常常見，但你有發現練健身的人，站出來都筆直得像一根標槍嗎？那就是因為身體胸背肌肉平衡的原因。

　　當氧氣吸收進來後，會溶解於血液，再由心臟壓縮送到全身。但你的心臟不只負責輸送血液出去，還要輸送回來。血液循環回來要靠什麼？就是靠下肢的肌肉，所以下半身肌肉又叫做人的第二顆心臟。要是血液出去後回不來或很難回來，心臟就要加倍工作，最後可能會衰竭，這是一個連鎖反應。

　　下肢肌肉太過衰弱的話，還會有女生很怕的靜脈曲張或更嚴重的靜脈瘤問題。你有發現男生即使跟女生一樣不運動，也很難有靜脈曲張嗎？那就是因為男生的肌肉天生比女生強壯的原因。

　　你知道肌肉與骨骼息息相關嗎？那幾乎就是一榮俱榮、一枯俱枯的程度啊！

　　肌肉衰弱，骨骼與軟組織也不會好到哪裡去。肌肉強健，就可以幫助骨骼與軟組織分擔負擔；肌肉衰弱，骨骼的磨損與耗損就會大大提高，減少軟骨的壽命，然後呢？然後你就得換人工關節了。

　　同時，肌肉也負責產熱，大約負責體溫40%的溫度提供。所謂的一大卡熱量，就是每公斤肌肉升高一度的體溫所需要的能量。當我們的體溫下降一度，你的免疫力就下降30%以上，甚至有些自然療法的專家認為，體溫不足是百病之源，體溫不足也代表肌肉產熱能力不足，代謝就會下降。體溫下降一度，基礎代謝就下降12%。

　　我們的肌肉還有保護身體的功能，舉例來說，腹部沒有骨骼的保護，所以如果你的腹肌薄弱，身體為了保護臟器、增強防護，就會增加脂肪來彌補肌肉的不足，而過多的脂肪，不管是皮下還是內臟脂肪，都是引起慢性病的關鍵，內臟脂肪太多，甚至會引起身體機能失常，例如脂肪胰（fatty pancreas）會導致胰臟負責分泌胰島素的貝塔細胞沉眠一樣。

　　肌肉也能防止老化，它可以分泌防止老化的荷爾蒙，具有分解脂肪、安定血壓的功能，目前已經發現一百種左右。而根據日本的研究，只有下半身的肌肉才能分泌這種荷爾蒙，上半身再怎麼練，也不會分泌這種荷爾蒙。

　　所以我們說，人老，都是從腳先老，但你真的以為多走點路，下半身力量就能維持住嗎？

　　肌肉發達的人，頭腦就簡單？錯了！是肌肉發達，頭好壯壯！

　　只要鍛鍊肌肉，大腦的記憶中樞「海馬迴」的運作功能，會因為血液循環變好而更活躍，能增強記憶力和預防失智症，而做重量訓練，可以改善「海馬迴」的運作功能，對於記憶力的維持與恢復有良好的效果。

　　所以，為了要讓小孩子專心讀書，不讓小孩子運動的爸媽，根本就是豬隊友。

　　人際關係算不算健康的一環？身體健康強健，身材好，充滿好氣色與吸引力，對你的生活品質影響大不大？行動不便的人會受歡迎？保持身材算不算對伴侶的一種禮貌？保持健康算不算是一種負責任的行為？

　　肌肉的好處還有很多，像是大量排汗促進淋巴系統的循環，加速身體的排毒，減少肝臟與腎臟的負擔，讓你的皮膚更好、凍齡等，所以我希望大家能夠更重視這個部分，健康就是四要素──運動、飲食、作息、壓力管控，缺一不可，只要一樣做不好，你跟健康都無緣。沒人要你練成彭于晏，但至少維持基礎體能是你應該盡的責任，對社會、家人和伴侶都是一樣。

　　很感謝認真讀完的讀者，運動真的是很少人願意了解，但是又無

比重要，如果你能認同，能夠把這些知識與觀念分享給周邊的人，那真是功德無量。

生酮飲食與運動

　　接著，我們來談談生酮飲食與運動的常見問題。首先，如果你沒有循序漸進地採行生酮飲食，那麼你很有可能會發生三週到三個月不等的力量與耐力衰退期，這單純只是身體對於突然轉換能量使用習慣還不適應而已，沒有必要擔心。以力量的下降幅度來說，大約會下降30%，這都是正常的，隨著身體逐漸適應後，力量與耐力會慢慢回來。

　　在這段期間，不需要過於在意自己下降的運動表現，要告訴自己，這只是一個過渡時期，等到身體適應之後，體能就會恢復了。如果不想遇到這種情況，那就不要急躁，一步一步慢慢來，這樣就能最大程度的避免體能下降的問題。

　　在力量與耐力下降的這段過渡期，你要試著降低自己的運動量，只要有一定強度的訓練量，讓身體意識到我們依然對肌肉有需求，肌肉量就不會減少。如果你量測到肌肉量減少，那也只是因為肌肉裡的糖原（碳水化合物）消耗，水分排出去，造成整體體積變小而已，肌肉組織其實沒有減少，如同把一塊肉的水分去除掉，做成肉乾一樣，體積變小，但肌肉組織沒有變，所以不用擔心。

　　生酮飲食對於耐力運動的續航力提升，是無庸置疑的，各項研究報告的結果都是如此。但是，採行生酮飲食後，需要半年左右的適應

時間，才能提升肌力和爆發力，時間一到，身體自然就適應了，也就沒有肌力運動表現變差或無法突破的問題，甚至有許多案例的情況是，在適應之後，突破重量紀錄的速度，比採行碳水化合物為主的飲食還要快。

所以，關於力量訓練，在知道原理後就不需要討論，畢竟那只是等身體適應的問題而已。

我們會產生疑問的是耐力型運動，如馬拉松，在採行生酮飲食的情況下，需不需要像採行以碳水化合物為主要能源的飲食法一樣，在進行長時間耐力運動的前中後，補充熱量及營養？

碳水化合物儲存在人身上大約有 2,000 大卡的能量，所以在進行較長時間的耐力運動如馬拉松時，可能會需要在運動前、中、後補充碳水化合物，才有能量繼續運動，但生酮飲食者就不需要這麼做了，熱量的來源自然會有脂肪提供，而且脂肪的能量儲存都是幾萬到幾十萬大卡，你用不完的。所以，我們只需要考慮水分與微量元素的問題即可，最完美的飲料大概就是大骨湯了吧，或是單純補充水分與鹽巴也可以。

在生酮飲食的過渡期後，力量會恢復，所以當你做重量訓練時，其實只要跟以前一樣就可以了。有些人會採取運動前補充一些碳水化合物（目的性補碳），或是一週裡挑兩天補充碳水化合物（循環式補碳），來提升生酮飲食期間的運動表現。但根據我們自己的實驗，目的性補碳並沒有什麼太大的作用，循環式補碳的效果比較好，不過這種方式比較適合單純使用生酮飲食減脂的人。有些人是使用低脂高蛋白飲食來增肌，有些人是使用混合飲食，那麼循環式補碳也許是不錯的選擇，可以嘗試看看。

- 目的性補碳：在做重量訓練前攝取約 30 ～ 50 克的碳水化合物，視運動強度增減。
- 循環式補碳：大約七至十天補碳水化合物一次。選擇在最辛苦的那一天練完之後補充，效果比較好。攝取精緻碳水化合物也沒關係，但要避開不健康的食物。

如果是持續進行生酮飲食的人，在力量恢復之後，會發現自己進步的速度比以前採行混合飲食時更慢，但這種情況會在持續生酮飲食半年到八個月之後消失。說穿了，還是身體適應的問題而已。

我們自己的實驗結果是，當你適應生酮飲食之後，運動表現的進步情況幾乎不受影響，在適應之後先補碳再運動，反而有些人會有耐力下降的情況，而力量也沒得到提升。所以，一直持續生酮飲食的人就不建議特別補碳了。

在使用生酮飲食減脂時，運動方式需要調整一下。我之前曾向加拿大的方醫師請教過，方醫師認為，採行生酮飲食時，蛋白質攝取量越接近人的最低攝取標準，減脂的效果就越好。所以如果你在減脂期，非常大量的透過訓練來微創自己的肌肉，那麼你對於蛋白質的需求量就會提高，也會變得比較難以計算。這時，建議你將重量訓練量減少，主要以維持住肌肉與力量即可，不要在減脂期間思考增肌與突破運動表現。

使用生酮飲食增肌時，首先要加入能夠提升胰島素的食物，例如牛肉與乳製品，拉高蛋白質的攝取量。使用血酮機測量血酮值，只要能維持在 0.5 ～ 1 就可以了。

如果你的食量很大，即使只吃一日一餐也能增肌，那就無妨。如果你一餐吃不了多少，可以慢慢增加餐數，盡量控制在一週增加 0.2 公

斤左右的體重就可以了。雖然增加肌肉的同時會增加脂肪，是一件幾乎必然的事情，但我們可以把增加的脂肪盡量控制在最少的程度。這時，如果比較吃不下，乳清蛋白就是一個不錯的選擇，但它不能取代食物，補充品始終是配角，不能是主角，否則很可能會導致營養不足或失衡。

斷食與運動

　　斷食期間可以運動嗎？這大概是最常見的問題。另一個常見問題是，我的工作需要大量的體力，所以不能斷食之類的。我先說說自己的例子好了，我可以斷食五天，連續一百二十個小時，這段期間，我每一天都進行著跟平常一樣的訓練分量，只要鹽巴與水分補充足夠，即使五天的斷食也不會影響到什麼。

　　一整天的勞動能帶來多少的總代謝率？3,000 大卡？4,000 大卡？5,000 大卡？然而，你的脂肪庫存卻能提供幾萬到幾十萬大卡的熱量，你怎麼會以為自己的能量會因為一、兩餐或一、兩天沒吃而不夠？這都是長久以來的教育訓練出來的幻想。

　　再舉一個例子，我們有一個教練在斷食第五天時，抱怨自己虛弱無力，巴拉巴拉講一堆，我就直接跟他說：「那你就斷食到今天為止，晚上就可以吃了。」我一講完，他心一鬆，力量就恢復了，馬上可以蹲舉回原來的重量，證明這一切都是他幻想出來的。這個教練發現之後，自己也很不好意思，之後斷食時，就沒有再自己說服自己：「我

這麼久沒吃東西，『應該』要無力吧？」所以，各位可以放心，我們做過非常多次的斷食，人至少可以斷食五天都不會有問題，何況只是斷一、兩餐，或一、兩天的人。

斷食計畫執行得好，還可以嘗試用來增肌與突破運動表現。斷食期間的低胰島素與高腎上腺素的搭配，會促進脂肪被分解和提取利用的效率，也就是說，能提升能量的供應，提升身體使用脂肪的能力，這對於突破運動表現與改變身形有很好的幫助。

斷食期間，生長激素會增加分泌，加上重量訓練的刺激，就會分泌更多。斷食之後，身體的吸收利用率也會提高，所以斷食與豐食交替使用，對於增肌也有很好的幫助。

在斷食期間運動，不但有提升燃脂的效果，對於使用脂肪的效率，增加胰島素敏感度、生長激素分泌、蛋白質廢棄物回收利用率（加速自噬）、腎上腺素分泌（提升運動表現），都有很大的幫助。所以不要害怕在斷食的時候運動，你不在斷食的時候運動，才是虧大了。

比較需要注意的是，對於生酮飲食或低醣飲食者來說，斷食是比較容易的，對於混合飲食與高醣低脂飲食者來說，身體依然受血糖所控制，所以剛開始斷食或進行較長時間的斷食時，容易受到血糖降低的影響，產生低血糖的症狀，所以剛開始斷食時，不要做太強的訓練量，或是斷食期間不要訓練，等到身體逐漸習慣使用脂肪，對於脂肪的利用能力提升後，再開始嘗試在斷食期間做重量訓練，會比較安全。

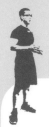

雕塑合適身材的注意事項

　　大家應該都有發現一件事情，就是不同運動的選手，身材都不一樣，如籃球員、足球員、游泳選手、健美選手、舉重選手、格鬥選手、美式足球員、棒球選手等，他們的身材都不一樣。但是，同類型的運動員身材卻很接近沒錯吧？那麼，這些職業運動選手的訓練量有可能是少的嗎？不可能吧？因此，我們就可以知道一件事，不同的運動方式，會塑造出不一樣的身材來。

　　今天不是你有運動就可以了，運動的方向還必須要對，假設你喜歡籃球員的身材，卻用了棒球選手的方式練習，如果你喜歡健美選手的身材，卻用了馬拉松選手的訓練方式，那絕對是場災難。

　　所以，在運動之前必須要搞清楚自己要的是什麼，如果單純只是健康，那麼身體素質只要能夠平衡即可，也就是肌力、耐力、心肺、柔軟度、身體控制能力都能夠達到一定的標準，身材自然不會差到哪裡去，只是也不會很好就是了。

　　如果你對體態是有所要求的，那麼就必須好好的思考，要怎麼鍛鍊才會達到自己要求的體態。如果你有運動上面的需求，但兩者卻產生衝突，你就必須選擇何者較為優先，例如，你不可能在很喜歡跑馬拉松，希望馬拉松成績很好的

情況下，又同時期望自己有很高的肌肉量，因為兩者是互相牴觸的，你曾經看過很壯的馬拉松跑者嗎？一旦面臨這種抉擇，就必須選出最重要的目標，放棄次要的。

以下是常見的一些錯誤觀念：

1. 女生害怕做重訓會練得太壯

別傻了，女性的雄性激素遠遠低於男性，導致肌肉也特別難練，男生練得要死要活的一堆，也沒有很壯，妳怎麼覺得自己可以隨便練練就變壯呢？

2. 女生覺得自己的腳太壯，所以不敢再練腳

原因同上，妳腳的圍度是來自脂肪與水腫，並非是肌肉量過多，尤其是蘿蔔腿，看看奧運的各運動女選手，清一色小腿都是細的，那些都是最高天分及最高訓練量的女性，人家都不會因為肌肉量過大而小腿壯，怎麼輪到妳就會？

3. 體脂肪越低越好

體脂肪很重要，過高不好，過低也不好，建議男性不要常態低於 10%，女性不要低於 18%，否則對身體的負面影響非常多。

4. 局部鍛鍊 / 只練喜歡的部位

身體沒有不重要的地方，所以不能選擇性鍛鍊，肌肉局部

鍛鍊會造成肌肉失衡，這也是一種災難性的結果。但往往看見女生只練腹部與蝴蝶袖，男生只練胸肌和手臂。

5. 只做喜歡的運動

運動是無法互相取代的，如同重訓無法增加柔軟度，伸展一樣無法增肌，更不用說想用「吃的」下去增肌。有個案例，是有社團成員的老公體重只有五十公斤，體脂率沒有很低，但她希望老公要增肥，要多吃點。這位老公又不缺脂肪，增肥幹嘛？他缺少的是肌肉，只有五十公斤，體脂率又不低，說明肌肉少到可憐啊，要增加也是增加肌肉，怎麼會是想要再增加脂肪呢？聽起來荒謬，但有如此想法的人，卻是佔絕大多數，我們的國民真的極度缺少健康方面的知識啊！

雕塑身材的方式，就是確認自己目前的狀況（起點），然後選擇自己的目標（終點），起點與重點確認之後，中間這條路才能被計畫出來，接下來就是做「該做」的事，而不是做「想做」的事。

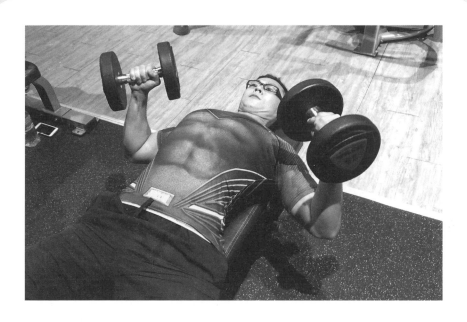

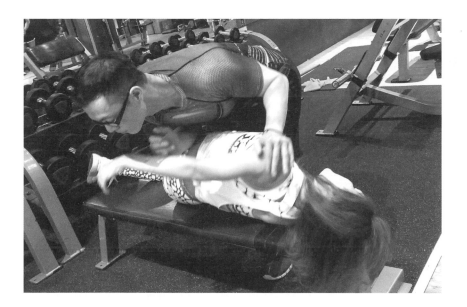

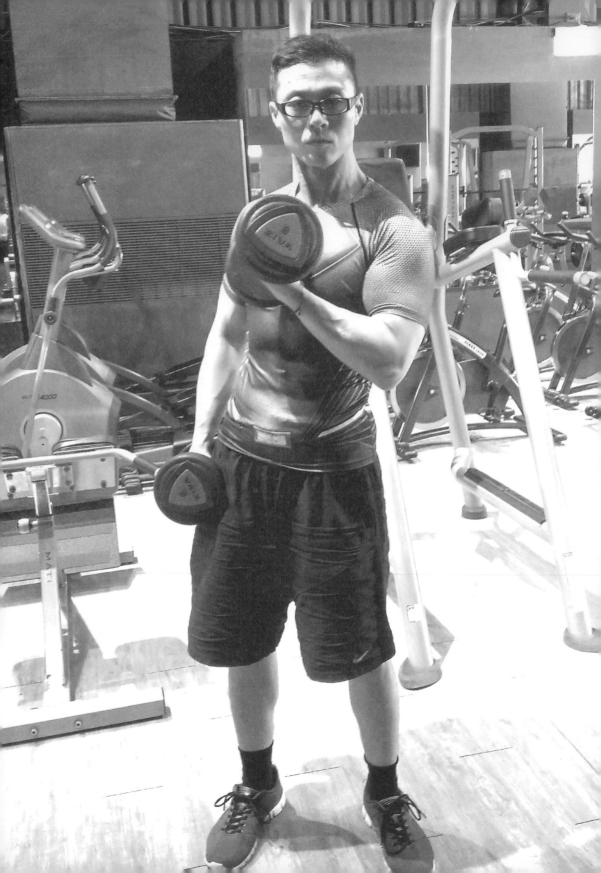

第八章

常見問題解答

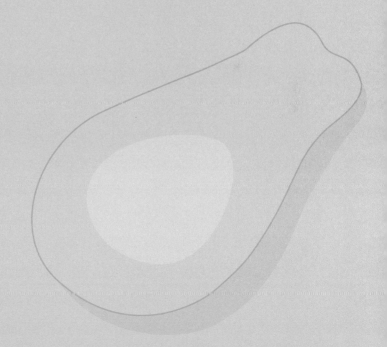

重點提領

- 生酮飲食法能讓你的體脂肪庫存量恢復正常，變成正常健康的體態。
- 當身體不以碳水化合物為主食的時候，甲狀腺T3的負擔會變輕，恢復原來的分泌量，並非甲狀腺機能及代謝下降。
- 等身體適應新的飲食方式後，經期就會恢復正常。一般來說不會超過三個月。
- 採行生酮飲食一段時間後，在放開大吃之前，先多吃蔬菜，讓膳食纖維延緩血糖上升的速度，就能改善「糖暈」現象。
- 減肥的速度會受到性別、疾病、錯誤的執行方式、壓力、作息、生活型態、年齡、可進步空間、單純依靠飲食、過度運動等因素的影響。
- 採行生酮飲食之後的幾個月，出現膽固醇上升的情況，代表脂肪細胞裡的三酸甘油酯燒掉很多，膽固醇被擠出去到血管裡，是好現象。

生酮飲食與斷食的相關疑問

高血壓

依照每個人的情況不同，在排除其他因素，如喝咖啡等刺激物，或是情緒壓力與睡眠不足的情況下，斷食有可能升高或降低血壓，但大部分都是降低的。

高胰島素濃度也與高血壓有一定關聯。所以，如果你是高血壓患者，尤其是有用藥的患者，請務必跟醫師諮詢過再開始斷食。

採行生酮飲食一段時間後，食慾上升或下降

　　採行生酮飲食一段時間後食慾上升的情況，如果排除其他飢餓干擾因素：如壓力、氣溫寒冷、微量元素不足之類的情況，大概都是因為體脂肪已經下降到身體喜歡或再略低的程度，而身體想要保持一定的體脂率，不想一直降下去，就會逐漸提高食慾，讓身體的能量收支平衡。這也是為什麼我會一直強調，生酮飲食不是減肥的飲食法，它只是讓你的體脂肪庫存量恢復正常、荷爾蒙恢復正常，是一種讓身體對脂肪使用能力恢復正常的飲食法，所以你不會因為吃生酮飲食而越來越瘦，只會變成正常健康的體態。

　　採行生酮飲食一段時間後食慾下降的情況，通常是因為身體脂肪量過多，碳水化合物逐漸消耗完，胰島素隨之下降，體脂肪開始分解燃燒提供能量。由於能量太多，身體認為這是一種負擔，必須優先將這些能量使用到一定程度，而體內微量元素又不缺乏的情況下，就會將食慾降低，停止攝取能量，才會產生食慾下降、容易飽，甚至不想吃的情況。

　　不用擔心這是厭食症，這只是一種正常的身體維持恆定的機制而已，這也是一個信號，代表你要開始減少餐數，以及身體開始不受血糖影響食慾，這是好事。當脂肪燃燒到一定程度，食慾自然會像之前講的那樣慢慢提升，請放心地減少餐數，拉長進食間隔。

甲狀腺 T3 測量指數下降

　　有些人會直覺的以為是改變飲食造成甲狀腺機能以及代謝下降，

事實上，當我們以碳水化合物為主食的時候，甲狀腺 T3 就必須加倍工作，因為處理碳水化合物對甲狀腺 T3 來說是一件比較吃力的事情，必須分泌較多。

當以碳水化合物為主要能量來源時，胰島素必須比較辛苦的工作，而當身體不以碳水化合物為主食的時候，甲狀腺 T3 的負擔會變輕，恢復原來的分泌量，這個分泌量就足夠它處理身體的事情了，所以才會出現數據的降低，這也是屬於正常的情況。

停經

如果排除掉外在因素的影響，如生酮期間沒有運動，或突然開始大量運動，造成能量支出突然大增之類的情況，一般來說，停經都是因為兩種情況。

第一種是身體因為改變飲食，導致各種激素處於混亂狀態，進而造成身體為了重新適應調整而暫時性停經，等到身體適應新的情況，經期就會恢復正常。一般來說不會超過三個月，除非有特殊的情況。

第二種是壓力導致的停經，有些人對碳水化合物上癮非常嚴重，若不是循序漸進，而是突然進入生酮飲食，身體會產生戒斷症狀（尤其是這段時間又碰上不順心的事情就更糟，如同戒菸酒的人碰上不順心的事情一樣，非常容易破戒），壓力上升，導致停經。

所以，常常發生女生突然開始吃生酮飲食，在停經之後，以為自己應該照網路上面講的去補碳水化合物，然後也不是補充根莖類這種的優質碳水化合物，而是跑去亂吃，假補碳水化合物之名行作弊之實。但令她們意外的是，月經還真的來了，所以女生開始把這種情況當成

尚方寶劍，以為每次月經不來就應該要亂吃，或是誤以為自己不適合生酮飲食，而放棄生酮飲食。

其實這是一個美麗的誤會，並不是因為你吃的東西裡有什麼生酮飲食中沒有的營養，而讓你的月經恢復正常，只是因為亂吃這件事紓解了調整飲食所帶來的壓力，壓力去除了，月經就來了而已。

但這真的是好事嗎？如同毒品成癮的人，毒癮犯了，壓力是否上升？再給他注射毒品，壓力是否下降？但這真是對的嗎？其實你只要忍耐一陣子，碳水化合物上癮的問題解決了，這個問題也會被解決。但我還是建議各位循序漸進地開始，就不會有這些問題，沒有必要沒事整自己。

我們並不是說女性採行生酮飲食，或是突然進入生酮飲食就一定會停經，事實上更多的人是經期變得更準時，經血排放得更順暢，經期不適的情況也大大減低了。

採行生酮飲食一段時間後，吃一般食物，容易頭暈、昏睡

這個現象叫做「糖暈」，簡單來說，就只是一般吃飽就昏昏欲睡的加強版而已，它只是一種不適應現象。

在採行生酮飲食一段時間後，胰島素一直處於比較低的狀態，當你吃了容易突然拉高血糖的食物，像是汽水、冰淇淋、甜點等精緻碳水化合物，血糖突然暴衝，胰島素就容易過度反應，大量分泌，把血糖降下來。

胰島素會刺激睡眠賀爾蒙褪黑激素的分泌，也會幫助引起嗜睡的色胺酸進入大腦，還有大量血液進入胃部幫助消化，導致大腦略微缺

氧，都是引起這種現象的原因，所以在你要放開大吃之前，先多吃點蔬菜，讓膳食纖維延緩血糖上升的速度，這種情況就會改善。

採用生酮飲食減重卻卡關，但補充碳水化合物卻瘦了

我們經常聽到這種說法，但就跟「停經」那項一樣，這些人都不是補充根莖類這種優質碳水化合物，而是直接亂吃，但美其名為補碳水化合物。所以瘦下來的原因也是一樣的，你會卡關是因為壓力，你會瘦是因為壓力解除，但你繼續亂吃，肯定還是會再胖起來。

以上是大多數人的情況，其他小部分的人是執行錯誤，或是沒有循序漸進，身體的胰島素濃度太高，導致身體脂肪不容易提供能量，此時又減少碳水化合物的攝取，才會造成能量的短缺，代謝下降。只要補充了優質的碳水化合物，身體拉高了代謝，自然就瘦了。

但這屬於不正常的情況，若是循序漸進的話，一開始就可以避免這個問題。

減肥的速度比別人慢很多

在減肥的路上，大家難免都會比較減肥的速度，有人一週就減 4 公斤，有人一週才減 0.2 公斤，所以很多人就會想，為什麼我的減肥速度與別人不同呢？以下就幾個常見的原因來說明一下。

● 性別

由於身體的構造不同，男生在減脂的速度上是女生很難跟上的，

所以如果情侶或夫妻一起採行生酮飲食或斷食，女方千萬不要被男方的進展打擊到，人本來就是生而不平等的。不過，女性也不是完全沒有優勢，在控制飲食、斷食這方面，只要女生願意，執行度是完全海電男生的。

● 疾病因素

有些人可能不知道自己有什麼樣的疾病，如自律神經失調、腦部某些問題，進而導致荷爾蒙失調、甲狀腺本身有問題、空腹胰島素很高（胰島素阻抗嚴重）、瘦素阻抗等，若這些問題沒有被排除掉，通常都是疾病的改善優先，而不是在體重及體脂上表現出來。

這也是為什麼我會希望你可以在採行生酮或低醣飲食之前先檢驗自己的數據，因為常常會發生一些好笑的例子，如為什麼我採行生酮飲食兩個月，血糖值居然是 150 ？但是誰知道你在採行生酮飲食之前，血糖值是不是 180 ？

● 錯誤的執行方式

這種情況真是多到爆炸！越是想要用大易輸入法的人越容易發生，像是一直抱怨生酮很難，不想看這麼多資訊，看不懂生酮飲食是什麼，不想認識食材，不想學料理。

反正不要吃飯和麵、麵包就對了吧？生酮飲食就是肉和菜吃到飽就對了吧？生酮飲食就是喝防彈咖啡喝到不餓就對了吧？生酮飲食就是餓了就喝油啊！生酮飲食很好吃的！你看我天天都吃蛋糕和麵包，我沒有吃飯和麵喔！我吃蔬菜和水果！我都吃外食啊，反正挑看起來沒問題的吃就對了！像這種情況，不砍掉重練，真的是很難救……

● 壓力因素

強大的皮質醇會抵銷生酮飲食的效果，甚至讓你退步，即使運動、飲食和作息執行得再好都一樣。

要處理壓力的問題，無非改變觀念，適度妥協，不怨天尤人，知足，感恩，惜福，或是消滅或遠離壓力源。有句話說得很棒：「打倒你的不是壓力，是你對壓力的反應。」

有一種情況最為常見，每天不停量體重，情況嚴重的人，連喝水進食後也要量，大小便後也要量，有一點點的起伏就拿來不停嚇自己，這種人尤其要小心調整心態。

● 作息

睡眠不足對於身體修復、降低代謝的影響，無比巨大！你可能只是因為熬夜或睡眠不足就打消所有的努力，不可不慎。

正常人每天應該有七個半小時的睡眠，體格較大或消耗較多體力的會多一點，反之則較少，有些人的睡眠時間比較短，但只要不是睡不飽，整天精神不濟，就沒有關係。

● 生活型態

人的代謝很多是來自於日常生活型態，經常走動跟一直坐著的人之間，代謝速度的落差就很大，環境毒素也會有影響。

● 年齡

廣義來說，年輕人的身體較好，激素分泌也較旺盛，進步的速度比較快。

　　年紀越大，尤其是沒有做運動來保養的人，身體機能衰退的速度是很嚇人的。

　　所以，如果你年紀較大，身體又衰退到一定程度，如果想要進步得快一點，一定要做重量訓練，而且我指的不是自己看影片徒手深蹲那一種，請系統化的接受訓練。

🌢 可進步空間

　　一個女生要是沒有健康問題，從體脂 38% 開始減，速度一定會比從 24% 的開始減的人要快上很多，尤其是本來就不胖或已經過瘦的人還想減，速度就更慢。

　　如同我們討論腿粗壯的問題是一樣的，粗壯的定義是高油、高水，或是高油、高肌、高水，而不是有肌肉線條的腿是粗壯，或是鉛筆腿才是正常。

　　過胖不對，過瘦的病態美也是不對的。

🌢 單純依靠飲食

　　減肥無非就是開源和節流，你只有減少收入卻沒有增加支出，當然比較慢。而且只靠飲食，即便瘦下來也不會有好看的身體線條。

🌢 過度運動

　　過度運動會啟動身體保護機制，反而會導致增脂減肌。運動也不是越多越好，最常見的就是下定決心減肥，突然一口氣暴增運動量和運動時間的人，或是很貪心什麼都想要，健身房所有有氧課程統統想要上的人。

能阻斷澱粉或葡萄糖吸收的糖可以吃嗎？

這些糖也許不會升高血糖，卻會提升你進食之後的胰島素反應升高。簡單來說，就是因為吃了甜的東西，會啟動身體對甜味的記憶與反應，你接下來吃一樣的東西，就會分泌更多的胰島素。

採行生酮飲食後，膽固醇與低密度脂蛋白升高很多

其實，我們身體的膽固醇有八成以上都是自己生產的，只有兩成是吃進來的。在採行生酮飲食之後幾個月，多數人都會出現膽固醇上升的情況，這代表脂肪細胞裡的三酸甘油酯燒掉很多，膽固醇被擠出去到血管裡，是件好事。其次，HDL 高密度脂蛋白和 LDL 低密度脂蛋白會增加，這也是正常現象。

採行生酮飲食之後，身體對膽固醇的需求量會上升，像是乳化脂肪的膽汁，它的原料就是膽固醇，所以當你吃高脂飲食，膽固醇就會增加。

那麼，為什麼高密度與低密度脂蛋白也會增加呢？高密度脂蛋白負責回收膽固醇，低密度負責運送膽固醇去製造荷爾蒙、形成細胞膜等，所以當膽固醇量增加，負責運送的脂蛋白當然也必須增加。

除非你的膽固醇是因為身體異常發炎而增加，否則不用擔心這個問題。擔心低密度脂蛋白高的人，可以同時看一下自己的三酸甘油酯數據，如果三酸甘油酯低而低密度脂蛋白高，代表這些低密度脂蛋白是大分子的脂蛋白，是良好的脂蛋白。如果是三酸甘油酯高，低密度脂蛋白也高，那就是小分子的低密度脂蛋白，這才是不好的。

採行生酮飲食後尿酸增加

　　剛開始採行生酮飲食時，通常尿酸會提高，甚至提高一倍。這是因為身體為了適應剛開始增加的腎臟廢物排泄，酮體與尿酸之間會產生競爭關係。幾個月之後身體適應了，尿酸就會恢復正常。

　　這是一個代謝廢物過程的現象，並不是因為蛋白質攝取過量而產生的現象。

採行生酮飲食或斷食一段時間後，空腹血糖升高

　　第一種情況是因為身體缺碳水化合物，所以把細胞裡藏得較深層的碳水化合物提取出來，拿到血管裡變成血糖來用，這是正常現象，沒有好壞之分。

　　第二種情況稱為「生理性胰島素阻抗」，這是適應性葡萄糖保留現象。身體要把碳水化合物優先給大腦使用，而降低其他組織對碳水化合物的需求，但這不是每個人都會發生的情況，連續三天攝取100 ～ 150 克的碳水化合物，就能逆轉身體的適應性。

　　第三種情況是「黎明現象」（Dawn phenomenon）或「梭莫基效應」（Somogyi effect），兩者的發生原因不一樣，但表現情況都一樣，就是早晨的時候血糖特別高。

　　如果你剛好都是這個時候量血糖，就會量到較高的血糖，但是下午再量就又恢復正常了。

　　然而，這一般是糖尿病患者才會發生的情況，應該要與自己的醫師討論一下。

便祕

這裡指的是真正的便祕，不是習慣性的排便時間沒有上廁所。

便祕的定義不是多久沒上廁所，而是有東西卻拉出不來，或是很難出來。

你可以喝點奇亞籽泡水，增加糞便的體積，也可以檢視是否油脂攝取量不足，或是腹肌鬆弛、腹內腔壓不足導致的便祕，穴道按摩也是很不錯的作法。

穴道按摩：以肚臍為中心畫一個十字線，上面三指幅寬，左右各兩指幅寬，下方四指幅寬的四個點，由上往下，用大拇指或是按摩筆，按壓 15 ～ 50 下，每一下按下去停兩秒，一般三天內就會見效。

變得怕冷或不怕冷

生酮飲食會提升粒線體的功能，粒線體變強便會提升細胞產熱的能力，所以有些人會變得不怕冷。

有些人則是因為減掉很多脂肪，而脂肪本身禦寒的能力很強，所以才會感覺比較怕冷。

此兩種情況皆為正常現象。

容易站起來頭暈

通常是鹽巴攝取不足，又一次流失太多水分，導致血壓降低而產生的起立型低血壓，只要把鹽分與水分補足，這個問題就會解決。

生酮飲食抓漏大集合

為什麼我採行生酮飲食，卻沒有任何改變？

生酮飲食不是無敵的，要多懂一些知識，你才會知道到底是生酮的問題，還是自己執行的問題。

來吧！生酮抓漏大集合。

1. 貪快，求快，希望幾天就看到效果，沒有從減少碳水化合物開始，貿然直接採行生酮飲食，甚至斷食，導致糖癮反撲，或是身體不適應能源轉換，導致不適或太激烈的生酮不適症。

2. 開始之前沒有做身體檢測紀錄，例如，有人進行生酮飲食三十天，發現自己的空腹血糖值是 95，但因為沒紀錄，不知道自己在進行生酮飲食前的空腹血糖值是 110。

3. 不願意認識食材，不願意計算分量。

4. 不願意做功課，增加生酮知識。

5. 一直變來變去，聽越多人講，就變越多次作法，讓身體一直處於混亂狀態。

6. 蛋白質過量，造成過多糖質新生，導致脫離或中斷酮症。

7. 一直吃自以為安全的外食，無形之中吃了太多不應該吃的東西（尤其是沒有烹調經驗的人）。

8. 沒有做血糖及血酮監控。

9. 一直用家用體重計嚇自己（除了體重之外的其他數據都不參考）。

10. 蔬菜量太少又單一，而且沒有攝取肝臟與大骨湯，甚至有人完全不吃菜，導致微量元素不足。

11. 沒有過濾掉會讓自己過敏、發炎或不耐受的食物。

12.食用太多自製麵包和甜點，佔去太多食量，同時也吃了太多代糖，影響胰島素上升，材料裡多含植物雌激素，導致荷爾蒙失衡。

13.忽略其他變數，如飲水、睡眠、壓力、運動……等。

14.一直自己嚇自己，身體一點小變化，體重一點小改變就超緊張，造成壓力過大。

15.失敗的族群有超過一半使用防彈咖啡，卻不願意停止飲用防彈咖啡，來測試防彈咖啡是不是讓你無法進步的原因。如果你有使用防彈咖啡，試著先別喝，幾乎所有案例都進步了。

16.你是非常不適合使用代糖的族群，又攝取太多代糖產品，如生酮烘焙品、料理中加太多代糖，還有零卡可樂當水喝等。

17.頑固型肥胖（要用斷食或打破進食規律來處理）。

18.其他原有疾病產生變數，或是正在使用的藥物影響身體。

19.挑喜歡的才接受，不管是哪一方面的。

20.沒給身體時間去適應使用酮體當能源，經常中斷酮循環，如每週採行生酮飲食五天，到夜市大吃大喝兩天。不要覺得奇怪，這樣的人很多。

21.太常作弊亂吃（油脂加碳水化合物，加工品什麼都吃，然後說服自己這叫補碳）。

22.胰島素阻抗很嚴重（需要斷食）。

23.一直使用營養品（如乳清蛋白）取代天然食物。

第 九 章

最新補充資料

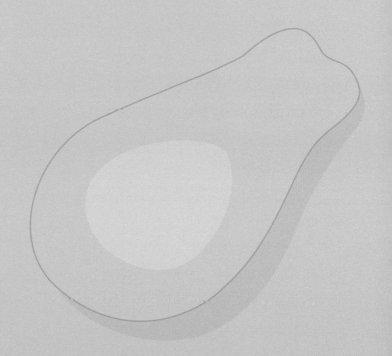

關於生酮飲食蛋白質的攝取量

過往的傳統生酮飲食觀念是高脂、低碳、適量蛋白（認為蛋白質過量會糖質新生），如果採取嚴格的標準來看，是設定一個基礎代謝率（減脂）或一個總代謝率（維持）的熱量出來後，再下去分成脂肪85%、蛋白質10%、碳水化合物5%。這時候碳水化合物的攝取量大約落在20克左右，幾乎是一個確定所有人都能進入酮症的碳水化合物攝取量。

較為寬鬆的，則是讓脂肪大約攝取75%、蛋白質15%、碳水10%，這時候碳水化合物的攝取量大約落在50克左右，這是多數人相對容易進入酮症的碳水化合物攝取量。

之後，主流生酮飲食演變成了高脂、低碳、低蛋白（認為人體不需要那麼多的蛋白質，或認為蛋白質過量會糖質新生），這時候學者認為，身體只要攝取每日身體所需的最低蛋白質下限，大約每公斤體重攝取0.75～0.8克蛋白質，甚至有學者認為，每天每公斤體重攝取0.4克蛋白質就足夠了，因為他們認為蛋白質可以循環利用，人體實際上不需要那麼多的蛋白質，而且認為過多的蛋白質攝取會縮短壽命，也認為紅肉攝取過多會致癌。

再接下來，演變成蛋白質因為吸收利用率的關係，我們應該提高到每公斤體重攝取1.2～1.5克，因為你會吃到不同種類的蛋白質，而不同種類蛋白質的吸收利用率都不一樣，像是蛋白，可以達到90%左右，而豆類大約只有55%而已（還不算豆類有胰蛋白酶抑制素，會進一步抑制蛋白質的吸收合成，這也是為什麼吃豆類容易脹氣的原因，倒不一定真的是因為對豆類過敏）。

　　對於老人家來說，也需要更多的蛋白質來維持肌肉，讓肌肉不要快速流失（老人家多數胃酸都已退化，所以蛋白質無法吃太多，這是造成肌肉加速流失的原因，可以輔助蘋果醋與甜菜鹼膠囊來協助胃酸消化食物）。

　　近來則演變成，據研究顯示，身體不會因為攝取蛋白質過量而糖質新生，糖質新生只會發生在身體需要糖的時候，所以除了蛋白質不容易過量外，身體還是傾向將其化為儲存的脂肪，而不是轉化為糖，否則那只會讓身體的運作多一道程序，而我們的身體非常非常的節能，所以身體一定是能省則省，任何不需要的程序與能量消耗，身體都會盡力避免。

　　上述的這些觀念有些在我看來是有問題的，對不一樣族群的人來說，每個階段的蛋白質攝取量都不應該是一樣的，就像脂肪，每個階段的攝取量也都不一樣。

　　蛋白質的問題不在於糖質新生，而在於它與碳水化合物一樣也會刺激胰島素，只是相較於碳水化合物來說，蛋白質刺激胰島素分泌的量，大概只有碳水化合物一半而已，其中乳製品與牛肉的刺激程度更大（也正是因為這樣，才會是增肌好朋友）。

　　我們在進食過後，胰島素會飆到空腹胰島素的 5 ～ 7 倍，而吃低碳的主要目的，就是為了降低胰島素，盡量的不讓胰島素波動，但如果空腹胰島素就已經很高的人，一旦吃了過多的蛋白質，餐後胰島素還是會上升到很高，對於降胰島素與減重效果就不會有那麼好的成效，瘦肉（瘦蛋白）尤其會更明顯，所以這類型的人在生酮飲食初期，蛋白質不妨攝取少一點（人約在每公斤體重攝取 0.75 ～ 1 克蛋白質）。

　　如果你的代謝靈活，空腹胰島素低，胰島素敏感度高，那麼蛋白

質再怎麼吃也沒有關係，只需擔心吃得夠不夠，這類型的人通常都有在做重訓。

　　如果你是年長者，建議你蛋白質的攝取量要拉高一點，一般人或是老人家可以將蛋白質設定在每公斤體重攝取 1.2 ～ 1.6 克，而重訓增肌者可以將蛋白質攝取量設定在每公斤體重 1.5 ～ 2 克左右。

　　你也可以稍微觀察一下自己，一旦放開懷的吃蛋白質時，一天大約能吃多少？由於蛋白質很難吃過量，所以我會建議不用斤斤計較克數，讓身體自己決定，會比一直計算來得方便。所以，如果你放開懷地吃能夠吃超過 1.2 ～ 1.5 克以上，又能夠往自己的目標前進，那麼就不用再細細計算，隨心隨意地吃就可以了。

　　其實，絕大多數的人都不用算，只有少數的人才需要。另外，要增肌的人可能也需要計算，因為多數時候不能完全只依靠食慾，即使不餓也得吃，如果無法在每週體重增加 0.2 ～ 0.3 公斤時，就必須加餐，提供餐數、蛋白質或油脂的量都可以達到效果，如果超出這麼數字，就必須減量，因為增加的數字多數是脂肪。

　　由於每個人的情況都不一樣，所以你的飲食方式就必須隨時調整，同一種比例與做法沒辦法適用於每一個人，所以首先必須了解自己的情況，這很重要！你可以用最穩妥的方式——做血檢，來了解自己的情況，也可以用自我體感的方式，來測試自己的耐餓程度，藉以判斷自己胰島素的情況。

　　了解之後，再依照自己的情況與目標，逐漸的微調自己的飲食內容比例，才能達到飲食最大化的效率，空腹胰島素高的人做低碳與極低碳，哪一種比較適合？各有支持者，我自己是比較支持先施行極低碳，然後添加容易轉化成酮體的油脂到飲食中那一派。

關於蔬菜的攝取量

之前在書中建議大家吃的份量是每天 300 克，由於最近的觀念更新，就像蛋白質從適量調整到沒有上限一樣，蔬菜的攝取量則是調整到沒有下限。也就是說，你完全不吃蔬菜也無所謂。

所以，未來執行生酮飲食時，你可以變得更自由，找大方向執行即可：蛋白質與脂肪沒有上限，依照自己的食慾選擇肥瘦即可；蔬菜沒有下限，想吃就吃，不想吃就不用吃，不需要為了微量元素或是攝取纖維而吃。

近年來，我們對蔬菜的觀念一直在更新，蔬菜沒有我們想的有那麼多好處，甚至有許多的壞處，而人們實際上完全不吃蔬菜也不會怎麼樣，甚至如果你進行完全無蔬菜的全肉時飲食法，反而對於促進健康更加強效。

蔬菜有的營養素肉類都有，但肉類有的，蔬菜卻不一定有，而且蔬菜的吸收利用率都很低，很多營養素都是前驅物而已，還要經過身體機能的轉化才能使用，但偏偏轉化率又低到不行。

甚至植物裡面的反營養素反而容易把營養素給帶走，舉例來說，我們一天大概吃兩顆生蠔就能有足夠的鋅，但如果同時吃了菠菜這種高植酸的蔬菜，反而會把鋅全部帶走，即使吃了也吸收不到。

如果沒有這些反營養素帶走身體中的微量元素，我們實際上需要補充的微量元素不用那麼多就足以運作了。

你也不用擔心便秘的問題，因為新的研究顯示，完全沒有纖維的飲食，排便才是最順暢的，而過多的纖維反而會導致便秘。

所以，蔬菜可以當成點綴或豐富食物層次口感的配料即可。當然，

你如果愛吃蔬菜，還是可以吃，差別只在於，你不用刻意的需要吃什麼或是吃多少了。

蔬果好營養？

一直以來我們被灌輸的觀念都是蔬菜水果要多吃，沒吃身體會不健康，因為蔬果超營養，只有吃肉是不健康的，但是根據在哪裡？

從微量元素看起

我們每一次提到蔬果很健康，都是基於蔬果有很多的微量元素（肉類則是有萬惡的飽和脂肪）沒錯吧？所謂的微量元素，就是維生素跟礦物質，那麼我們就好好的來看看動植物的微量元素與礦物質。

首先來做一些基本的功課。

◉ 維生素

維生素是植物和動物中發現的有機化合物，因為是化合物，所以可以被熱和酸等物質分解。它們比礦物質更「脆弱」，因此烹飪、儲存，甚至暴露於空氣中，都可以使它們失去活性。

在我們的飲食中，需要 13 種必需維生素：

· 維生素 A
· 維生素 B（有 8 種維生素 B 群）

- 維生素 C
- 維生素 D
- 維生素 E
- 維生素 K

　　這些維生素中的其中 4 種是脂溶性維生素，另外 9 種（維生素 C 和維生素 B 群）是水溶性的維生素。認識這一點很重要，因為脂溶性維生素是儲存在身體的組織中，主要是脂肪組織和肝臟。長時間攝取太多會導致維生素過多症，而缺乏脂溶性維生素也可能會發生身體機能停擺的情況，特別是在脂肪攝取不足或在缺乏維生素的飲食中。

　　相對的，水溶性維生素 B 和 C 不會儲存在體內，如果攝取的超過身體的需要，多餘的便會被排出體外。然而，與儲存的脂溶性維生素不同，維生素 B 和 C 必須在飲食中不斷補充。

🜄 礦物質

　　礦物質是植物和動物食品中都含有的無機元素。作為元素，它們具有化學結構，不像維生素那樣可以被分解。

　　人體需要 16 種必需礦物質：

- 鈣　　・磷
- 鉀　　・硫磺
- 鈉　　・氯化物
- 鎂　　・鐵
- 鋅　　・銅
- 錳　　・碘
- 硒　　・鉬

· 鉻　　· 氟化物

這些礦物質基本上在身體的每個功能中，都能起到重要的作用，如有助於調節血壓和體液平衡、保持肌肉和神經細胞、提供氧氣並促進細胞生長和複製等等。與維生素一樣，如果攝取不足或過量，都有可能出現礦物質缺乏和毒性。

動植物微量元素比一比

接下來是比較植物性與動物性的微量元素。

● 維生素

動物性的食物具有一切人體所需要的維生素，但植物性食物中則不存在 3 種維生素：維生素 B_{12}、維生素 D_3、維生素 K_2。

維生素 B_{12} 對於製作人體的 DNA、RNA 和血細胞非常重要。缺乏維生素 B_{12}，會導致疲倦和虛弱，可導致巨幼紅細胞性貧血，並破壞神經系統。缺乏維生素 B_{12} 的人會遇到許多問題，包括平衡、抑鬱、精神錯亂和癡呆。

即使都有一樣的營養，但我們還需要再多注意一件事，那就是該營養的吸收利用率。

· **維生素 A**：動物性食物的生物利用度，約為植物性食物的 20 倍。事實上，植物性食物沒有任何維生素 A，它們所含有的類胡蘿蔔素，必須再次轉化成維生素 A，才能為人體所吸收。

· **維生素 B 群**：動物性食物是維生素 B 群的最佳來源。維生素 B_{12} 專門存在於動物性食品中。

・**維生素 C**：植物性食物是維生素 C 的最佳來源，動物性則只含有很少的維生素 C。

・**維生素 D**：植物不含維生素 D_3。植物含有維生素 D_2，人體可以將 D_2 轉換為 D_3，但一樣多了一個需要轉化的過程。

・**維生素 E**：植物性食物含有較高濃度的維生素 E，這是非常合乎邏輯的，因為以植物為基礎的飲食需要額外的 E，以防止維生素 E 透過其抗氧化特性所提供的 PUFA 氧化。

・**維生素 K**：植物和動物食品都有維生素 K_1，但植物沒有維生素 K_2，但維生素 K_2 對人類生命非常重要。維生素 K_2 也有多種形式，人體所需要的基本種類是 MK-4，它僅存在於動物食品中。人體可以將一些維生素 K_1 轉換為 MK-4，但通常不足以滿足人體的需求。

在所有的維生素中，維生素 C 應該是我們最為擔憂的事情吧，因為我們一直都被教育著，如果缺乏維生素 C，就會有罹患壞血病的疑慮存在。

維生素 C 是一種強力的抗氧化劑，與維生素 E 一起，可以減少脂質的氧化。它是許多酶促反應的輔助因子，包括製造膠原蛋白和肉鹼的反應。

維生素 C 是膠原蛋白合成中必不可少的元素，許多動物可以用葡萄糖合成維生素 C，但人類以及像猴子和猿這樣的靈長類動物，在大約 6 千萬年前便已失去了這種能力——人體缺乏從葡萄糖合成維生素 C 最後一步所需要的酶。

因此，維生素 C 不足的後果，可能造成疲勞、虛弱、牙齦疾病、傷口癒合不良，以及可能因感染或出血而死亡。

但生命就是這麼奇妙，演化讓我們失去了這種能力，卻也演化出

來新的機制來。在我們的進化史中，我們同時也喪失了分解尿酸的能力。而在合成維生素 C 的能力喪失與分解尿酸的能力喪失之間，存在著極高的關聯性。

　　尿酸是一種主要的抗氧化劑，比維生素 C 更強力，失去分解尿酸的能力，導致靈長類動物有著更高水平的尿酸。這些高水平的尿酸，被認為可以用以解釋猿類為何有相對較長的壽命，因為所增加的尿酸，完全可以接管維生素 C 的許多抗氧化功能。

葡萄糖 - 抗壞血酸拮抗作用理論（GAA 理論）

　　當我們研究能製造維生素 C 供自己使用的動物時，我們發現，當碳水化合物攝取低時，牠們便會減少製造維生素 C。

　　因此，動物吃的碳水化合物／葡萄糖越多，從食物中攝取的維生素 C 就越多，它的內源性就越多。這證明了，在基於葡萄糖的新陳代謝中，需要更多的維生素 C，同時也說明了，在低碳水化合物攝取量的條件下，動物對維生素 C 的需求可能會減少。

　　這完全合乎邏輯。

　　葡萄糖和維生素 C 看起來十分相似，分子幾乎相同，它們甚至以相同的途徑被細胞吸收。因此，它們產生了競爭關係，而獲勝的永遠是葡萄糖。

　　這就是為什麼喝柳橙汁補充維生素 C 沒有意義。雖然柳橙汁含有大量的維生素 C，但同時含糖量高的維生素 C 很難被細胞吸收，因為進入細胞的，永遠都是葡萄糖優先。

　　這也是為什麼患有高血糖的糖尿病患者，具有與壞血病驚人相似症狀的原因。兩種病症同樣是來自維生素 C 缺乏的結果，即使可能從

飲食或補充劑中獲得「足夠」的攝取量，但葡萄糖也會阻斷維生素 C 被吸收。

在沒有碳水化合物攝取的情況下，動物需要的維生素 C 就變得很少，因為它不必與葡萄糖競爭即可進入細胞。即使在高碳水化合物飲食的情況下，預防壞血病的維生素 C 量僅為 10 毫克／天，而在低／無碳水化合物飲食中，維生素 C 的需求就更少了。

所以，以肉類為基礎的飲食，消耗維生素 C 的量，可能遠低於以水果和蔬菜為基礎的植物性飲食，前者對維生素 C 的需求較低，生物利用度也較高。

那麼抗氧化特性呢？我們肯定需要維生素 C 的抗氧化特性，對吧？

但還真的不用，因為內源性合成的尿酸和穀胱甘肽（天然人體抗氧化劑）功能更強大，可以承擔維生素 C 的大部分作用。此外，在低碳水化合物飲食中，這些作用也得到了提升。

我們失去了製造維生素 C 的能力，卻相對提升了更強大的抗氧化劑 ——尿酸與穀胱甘肽。

所以人類需要維生素 C 嗎？我們還是需要的，但需要多少，則完全取決於一個人的飲食環境。如果你吃高碳水化合物飲食，那麼你就需要更多的維生素 C，來與這些碳水化合物競爭吸收。

但是與主流的看法不同，肉類確實含有維生素 C，但在以肉食為基礎的飲食與低／無碳水化合物飲食的情況下，實際上我們只需要非常少的維生素 C，來預防壞血病。

◉ 礦物質

雖然植物和動物食物中都含有所有必需的礦物質，但從動植物而

來的微量營養素吸收，則有明顯的差異。動物性食物的營養素，具有更高的生物利用度，並且相較於植物性食物天生含有的「抗營養素」，更少阻礙。

生物利用度和抗營養素

鐵是植物性和動物性礦物質之間，生物利用度差異最明顯的經典例子。

缺鐵是世界上最常見的營養缺乏症，而且由於鐵在向整個身體的細胞輸送氧氣方面，有非常重要的作用，因此缺鐵會導致疲勞、虛弱、蒼白和貧血。當鐵水平過低時，記憶和認知問題是常見的症狀。

鐵有兩種型式：

1. 植物鐵 = 非血基質鐵
2. 動物鐵 = 血基質鐵

植物鐵，非血基質素版本，比動物來源的血基質鐵至少低了 3 倍。更糟糕的是，植物性食物含有抗營養素，可進一步抑制包括鐵在內的多種礦物質的吸收。例如，植酸鹽會干擾植物鐵的吸收，進而使鐵的來源不足更加嚴重。

研究表明，素食者在理論上與雜食動物有相似的鐵攝取量，但他們的鐵缺乏程度卻較高。例如一項對 75 名素食女性的研究發現，儘管鐵攝取量高於推薦的每日允許量，但其中 40％的人依然缺鐵。

抗營養素是另一個問題。

植物含有用於阻止捕食者食用它們的植物化學物質，這些植物化

學物質會干擾必需維生素和礦物質的吸收，例如鐵、鈣、鎂和鋅都受到各種抗營養素的吸收阻礙。因此，當一種以植物為基礎的飲食，說它含有 50% 的 RDA（建議攝取量）鋅時，實際上可能有很大的落差。

相較之下，肉類不含這些抗營養素，而是含有易於吸收和利用形式的維生素和礦物質。

植物性食物不僅難以吸收，而且往往擁有較少量的「重要元素」。例如，與動物食物相比，許多植物性食物的碘和鋅含量都較低。

在比較植物與動物的維生素和礦物質時，我們必須牢記：

・食物來源中提供的密度／數量。

・特定形式的微量營養素的生物利用度。

・抗營養素，進一步抑制可用性。

那麼，除了微量營養素之外呢？

其他營養素的比較

● 蛋白質

大多數植物性食物是不完整的蛋白質，這意味著必須將各種植物食物結合起來，以獲得所需要的所有胺基酸。

但是，這通常讓情況更惡化了，這些蛋白質主要存在於植物種子中，它們通常含有最高濃度的抗營養素和植物化學物質，可以損害人體健康，而動物來源的蛋白質卻是完整的蛋白質。

● 脂肪

植物和動物的脂肪含量也大不相同，EPA 和 DHA 是植物中未發現

的必需脂肪酸。此外，有證據表明 Omega 3 脂肪酸與 Omega6 脂肪酸的理想比例應為 1：1 左右，但植物油中促炎性 Omega6 脂肪酸大大超出了這種比例。

而動物性飲食中，以自然飲食飼養的動物，其比例通常接近 1：1，而以不自然飲食飼養的動物，也會使這種比例偏向於 Omega6 脂肪酸。

● 碳水化合物

動物性食物天然碳水化合物的含量低，你可以在內臟肉中得到一些碳水化合物，一些乳糖則來自乳製品，但植物性食物則富含碳水化合物。

基於高胰島素血症幾乎是所有現代慢性疾病基礎的這個事實，人體可能不是設計用來處理高劑量的碳水化合物，這正是農業革命時所發生的事情，並透過工業革命加劇了這種情況，因為工業革命為我們帶來了加工精製的碳水化合物。

我們有必需胺基酸、必需脂肪酸，但沒有必需碳水化合物，人類實在不需要吃碳水化合物。事實上，透過進化觀察人體解剖學，即可發現人體實際上的飲食設計。

葡萄糖還會影響微量營養素的吸收。例如，葡萄糖和維生素 C 在分子上看起來非常相似，因此它們會彼此競爭吸收。人體攝取的葡萄糖越少，所需要的維生素 C 就越少。並且不僅維生素 C，葡萄糖也會降低血液鉀濃度；葡萄糖越少，鎂水平就越高。

因此我們可以看到，一個人的飲食中若缺乏碳水化合物，將會改變微量營養素的需求。維生素 B_1 是一個很好的例子，「燃燒碳水化合物」所需要的維生素 B_1 是「燃燒脂肪」的 2 倍。

● 纖維

　　植物含有另一種動物性食物沒有的巨量營養素——纖維。有些人認為，這就是植物性食物是人體必需攝取的原因。但事實與一般看法相反，人類其實不需要纖維，而且高纖通常有害。

　　例如，許多植物性的食物含有不溶性纖維，它可與鎂結合，因此會起到抗營養素作用，阻礙營養的吸收。

　　所以，為了營養需求而必定要攝取植物的觀念，恐怕得改一改了。

　　那麼，關於排便與腸道細菌呢？

　　「我們看看目前的官方建議，他們認為纖維是治療便祕的最佳方法……」Dr. Paul Mason 博士因此進行了一項病例對照研究，該研究針對 63 位便祕患者，進行高纖和低纖飲食的比較。

　　「這還包括零纖維飲食，要求完全禁止所有的蔬菜、穀物、水果和大米。」

　　結果是，人們在高纖飲食下出現症狀加重的情況，而在減少纖維飲食下，卻出現症狀適度地減少。

　　問題來了，那些零纖維飲食的人怎麼了？

　　零纖維飲食的研究群組中，沒有一個患者有任何症狀！

　　這些發現在統計學上非常重要。低、零纖維組中每天進行一次排便，而高纖組群呢？平均每 6.83 天才進行一次排便。

　　草食性動物吃了大量的纖維而沒有便祕，是因為牠們的消化道就是為此而設計的——牠們通常具有更大的盲腸來發酵纖維。

　　對於某些人來說，纖維似乎有幫助，但必須記住，隨著增加了需要排出的難消化物質數量，它還增加了排便的需求。

　　這對你來說，可能不足以挑戰纖維對腸道的控制，所以我建議觀

看 Dr. Paul Mason 的完整演講或閱讀 Konstantin Monastyrsky 的《纖維威脅》一書。

　　你可能還會擔心腸道微生物組，而有疑慮：去除纖維不會殺死我們所有的好細菌嗎？

　　不一定。細菌有特定的生長條件，有些會吸收氧氣，有些不會；有些喜歡纖維，有些不喜歡，以此類推。

　　研究發現，加拿大北極因紐特人仍然保持著多樣化的微生物組，但在普雷沃氏菌中，它們的多樣性卻較低。普雷沃氏菌顯示能改善葡萄糖代謝，這意味著，因紐特人的飲食可能會使他們的葡萄糖代謝稍微惡化，但請記住，他們幾乎不把攝取葡萄糖作為優先選項。而且，普雷沃氏菌與慢性炎性疾病（如關節炎）有關。

　　正如 Dr. Paul Mason 所指出的，在許多情況下，研究並不能就纖維引起的微生物組變化而提出明確的聲明，然而，這些變化是健康所必需的。但是很明顯的，用抗生素抑制微生物組是一個壞主意。

　　有趣的是，高纖維攝取，往往才是造成便祕、腸道刮傷的原因。

最新斷食 Q&A

斷食的種類

● 油斷食

　　適合初學者，尤其是沒有使用生酮低碳飲食的人（喝油、MCT、

防彈咖啡、酮脂飲料、酮鹽）、混合飲食者、特殊需求者（軍人、外科醫生、長途駕駛等等需要長時間專注在工作上、不方便花時間進食的人）。

但防彈咖啡不是很建議，尤其是壓力已經很大的人，還有睡眠障礙，復食後營養攝取不均衡的人，身體需要 B 群來提供能量，而咖啡會大量消耗 B 群。B 群是粒線體的能量來源，非常重要，斷食期間通常不缺脂肪，也不缺可以循環利用的蛋白質（廢棄細胞、贅皮等等）。斷食能堅持多久，通常就是看身體多適應使用脂肪、胰島素高低以及微量元素的庫存，所以提早耗盡微量元素，似乎是不智的做法。

另外，我不認為我們應該制止餓的感覺，那是給身體「吃自己」的訊號，只是前提是微餓，餓得舒服，而不是無法忽略、強行忍受的餓，那只會讓皮質醇上升，讓事情變得更糟。

● 水斷食

斷食期間只補充水與鹽巴（建議使用喜馬拉雅海鹽或玫瑰鹽）。

● 無水斷食

無水斷食分為「硬斷食」與「柔性斷食」，硬斷食連漱口、刷牙、洗澡、淋浴都不行，柔性則是允許，無水斷食效果比起水斷食更強，能夠強行排除身體多餘的水分，但有一定程度的危險，沒有必要一定要實行，尤其是不要在無水斷食時運動，最多也不要超過 1 天。比較建議的方式是，睡前 4 小時停止進水，睡醒後再喝水，這樣大概就有 12 小時的無水斷食，可以讓晚上不用起床上廁所，提升睡眠品質，加強斷食效果，也相對比較安全。

◉ 蔬菜仿斷食

在 5 天的時間內：

降低熱量的攝取，每天攝取 800 大卡以下的熱量

降低碳水化合物的攝取，800 大卡中 47% 是碳水化合物（94 克）。

降低蛋白質的攝取，800 大卡中 9% 是蛋白質（18 克）。

提升脂肪的攝取，800 大卡中 44% 是脂肪（39 克）。

每個月進行 5 天的生酮飲食後接 5 天的仿斷食，這種方式非常適合混合飲食的人使用，或是想要有斷食效果，又不想沒吃東西的人。

我的做法比較簡單，只是抓一個大方向，不用複雜的計算，基本上就是每日攝取 800 大卡以下的葉菜、酪梨、純油，奶油只有澄清奶油能用，不限餐數。基本上這樣吃，想要超過 800 大卡也非常困難。

◉ 瘦蛋白仿斷食

瘦蛋白仿斷食就是飲食以瘦蛋白為主，如蛋白、雞胸肉、火雞肉、瘦肉、蝦子、貝類、豬血、鴨血等脂肪很少的蛋白質類，可以沒有上限地吃到飽，執行上可以搭配一天兩餐、一天一餐，或是餓了就吃。

有兩種做法，第一種，假設你在 1 週裡重訓鍛鍊 4 天，那麼就在這 4 天中吃生酮飲食，在休息日吃瘦蛋白飲食。

第二種是進行較長時間的斷食，如斷食 48 ～ 72 小時以上，在斷食後再接 2 ～ 3 天的瘦蛋白仿斷食。

斷食不是完整的機制

斷食與豐食是一體的，只有斷食沒有豐食，長久下來對身體也是

一種傷害。何謂豐食？豐食指的不是多少熱量，而是足夠營養的食物攝取。豐食建議的食物，有肝臟、Omega3、紫菜（碘）、辛香料，而攝取碳水化合物的量決定了蔬菜的攝取量，碳水化合物吃得越多，你的蔬菜需求量就越高。

　　如果垃圾食物搭配斷食會怎麼樣？之前有很多人認為，只要用斷食來控制體重，其他時間亂吃都沒有關係，但事實上並不是這樣，因為攝取垃圾食物就會加速耗盡微量元素，而斷食期間身體更是沒有攝取任何營養，如果這樣執行一段時間後，身體就會進入亞健康狀態。

作弊之前斷食好？還是作弊之後斷食好？

　　其實都不好，作弊之前斷食，微量元素已經消耗，作弊之後吸收提升，卻又只有空熱量跟糟糕的油，與一堆化學添加物的攝取，而且還要再提撥更多的微量元素去處理這些垃圾食物。

　　作弊之後斷食也一樣，微量元素已經消耗了，再攝取垃圾食物，等於再次消耗微量元素，微量元素一再低下，身體很多機能都會下降或是關閉。

　　比較好的方式是，作弊前後都豐食 2 天，再進入斷食。

什麼時候開始斷食？

　　在微量元素填充完之後，這時候斷食的效果與時間都會更好。很多人吃過生酮廚房的產品後，都有很容易吃飽，斷食起來也更久、更輕鬆舒服的感覺，可以做為一個豐食之後斷食的基準。

我應該斷食多久？

除非有特殊目的性，否則不要設定時間最好。設定的時間不夠靈活，如果身體很餓、不舒服，那麼即使沒有到達你所設定的時間，你也應該要復食，如果到了你設定的時間，而你還覺得斷得很舒服、不餓、沒有進食慾望，你也沒有必要復食。

什麼時候結束斷食？

除了飢餓之外，有任何的不舒服都應該立刻終止。腦袋感覺脹脹的，是因為酮體擴張腦血管的關係，並非異常現象，運動加速血中能量的消耗便可以舒緩。早上會比較容易感覺有點餓，是因為早上皮質醇比較高的原因，能忽略不在意就不用進食，很餓的話就復食。

我應該怎麼結束斷食？

超過 36 小時的斷食，可以從瘦蛋白、微量元素開始吃小餐，隔30 ～ 90 分鐘後再正常進食，這樣才可以讓胰島素在最敏感時吸收最重要的蛋白質，而不是脂肪，也讓腸胃肝膽有時間反應，不容易腹瀉。

復食很忌諱一口氣就吃太油的東西，碳水化合物也不宜多。

我應該多久斷食一次？

每個人的情況都不一樣，但要注意，如果身材已經很好，且健康

標準，多聽身體的聲音，餓了就吃，不餓不吃，不要設定一日一餐之類的斷食，過度斷食，身體沒東西吃時，就會吃掉身體的「健康組織」。

斷食時會產生的不舒服

頭暈、噁心，基本都是電解質失衡的問題，這些包括起立型低血壓，都能夠使用補鹽的方式解決。失眠則可以考慮睡前吃一點蛋白質與藍莓（約 15 克）試試看，可能是色胺酸或褪黑激素不足的問題。頭脹是酮體擴張腦血管所致，多運動協助消耗血中能量就能解決。發冷、無力可以補充 2 匙的 MCT 或椰子油，這類情況多發生在身體無法很順暢的使用脂肪時，可能是初學者、身體微量元素不足、壓力太大導致皮質醇上升、身體製造血糖脫離酮症這幾種情況。

隨身攜帶鹽罐

鹽巴不是只需要補一次，有時候要多補幾次，建議喜馬拉雅海鹽最佳，玫瑰鹽其次。

斷食的時候可以運動嗎？會影響力量發揮嗎？會不會流失肌肉？

這取決於酮適應程度與胰島素敏感度，基本上，72 小時之內的斷食都不太會影響運動，如果覺得有影響，就配合降低強度。短時間的斷食，像是 36 小時以內的，反而會因為腎上腺素的提升，而增強了運

動表現。長時間斷食會流失肌肉，大約 5 天以上就會稍微流失肌肉，但這也不是壞事，肌肉本來就是一直處於合成與分解的狀態。

月經來的時候可以斷食嗎？

沒有影響。

懷孕的時候可以斷食嗎？

不要刻意就好，當然不舒服，或是孕吐很嚴重，人沒有胃口的時候，就是身體認為最好現在不要進食，因為它需要有時間先處理其他的事情，類似這種斷食是可以的，但不要設定一日一餐或是 36 或 48 小時斷食，餓了就吃，吃得乾淨健康即可。

生病的時候應該豐食還是斷食？

讓食慾去決定，沒有胃口就斷食，餓就吃，身體知道當下什麼方式對它最好。

斷食的時候可以喝什麼？

綠茶、氣泡水、南非國寶茶、少許含檸檬的水（可幫助高尿酸、痛風、腎結石的人）、蘋果醋等。高結石風險、高尿酸或有結石的人，每天需要喝 2 ～ 2.5 公升的水稀釋尿液。

含代糖的飲料都不行，天然人工的也都不行，會引起頭相反應刺激胰島素。

所有抗氧化的飲料都不要在斷食的時候喝，會影響自噬效果，進食可以隨餐，例如 16/8，進食窗口就可以，斷食窗口就不行，48 小時斷食就不用講了。

斷食的時候可以吃藥嗎？

有些藥物是脂溶性，需要油脂才能完全發揮作用。如果需要使用藥物治療身體時，要以治療身體為優先，身體康復之後再來斷食。

斷食的時候可以吃營養品嗎？

維生素 C 與其他具抗氧化效果的營養品特別要避免，因為會與身體競爭自噬的能力。蛋白質胺基酸則會中斷斷食（含膠原蛋白）。BCAA（支鏈胺基酸）會阻止自噬回收廢棄蛋白質，阻止脂肪分解。人骨湯則需要濾油。

鎂、鈉、鉀、碘、維生素 D、維生素 B 群、益生菌、蘋果醋可以吃。

誰不適合斷食？

腎上腺疲勞、甲狀腺異常、正在服藥治療（尤其是降血糖、血壓的藥物）、成長期的人（偶爾無妨）、暴食症患者（斷食本身就是一種壓力，要從健康飲食與心理調適，分配慾望開始做起），這些人都不適合斷食。

如何利用斷食來協助增肌？

將復食窗口放在運動之後，而大肌群運動則要在進食窗口時吃 2 ～ 3 餐。

斷食之後的第一餐要用來攝取蛋白質，不管你是生酮飲食還是其他飲食法都一樣，因為這時候攝取碳水化合物雖然是填充糖原，而不是成為脂肪，但碳水化合物這時候進來，反而會阻礙胺基酸的吸收，所以如果飲食中有碳水化合物，要放在後面一點吃。

蛋白質越精瘦越好，草飼牛（Omega3 會刺激 mTOR 將蛋白質合成率提升 50%，肌肉合成時會消耗維生素 A，草飼牛即含有維生素 A，或是在小餐之後吃肝臟也行，肝臟的維生素 A 含量也很多）、蝦子、無調味乳清蛋白最優。

如果你是生酮飲食，而要攝取碳水化合物時，大約 40 ～ 50 克的碳水化合物來自地瓜就好，再加上 15 ～ 20 克的果糖，最好是莓果或是西瓜之類的水果。

葡萄糖加果糖可以衝高胰島素，但是會減少胰島素衝高的時間，將碳水送進肌肉裡面儲存後，胰島素很快就會降下來，然後恢復使用酮體。

斷食的時候腎上腺素會升高，所以有助於提升運動表現，並提高胰島素敏感度，所以空腹時運動，增加訓練量與品質，血液也不會集中在胃部去消化食物，而是能完全的充到肌肉幫助能量提供，運動完後剛好身體最需要營養修復，這時用蛋白質來復食最好，而且蛋白質的吸收利用率也會最高（根據研究，這時候的蛋白質合成率是平常的 2 倍）。

　　由於增肌需要熱量，所以不要每天都斷食，最好是搭配最大肌群訓練（如腿部或其他大肌群，或者高訓練量）的日子來進行斷食，1 週3 ～ 4 天就好，其他時間還是要攝取到足夠的熱量。

　　關鍵在於操作胰島素敏感度，敏感度越高，復食的吸收率就越好，增肌三要素：運動、飲食、睡眠，任何一樣提升效率，都能提升增肌的效果。

　　斷食的時候做有氧運動很重要，即使是為了增肌也一樣，因為斷食與有氧運動都可以增強粒線體，而斷食加有氧運動更是可以提升粒線體 40% 的功能，也就是這樣，可以提供你更多的 ATP（三磷酸腺苷）可以使用，你會有更多更快的能源，更多的訓練量，更強的耐力表現。但是，有氧運動不要在斷食的尾聲進行，大約放在斷食的中間時程就好，而且斷食也不應該再消化太多的能源，所以有氧運動也不應該太多，1 週 2 天即可，也不要太久。

斷食與運動營養補充品

　　肌酸隨時可以吃、BCAA 沒必要，而且有反效果，乳清蛋白要放在運動後復食時喝，維生素 D 對肌肉合成非常重要，鎂則可以協助放鬆，對斷食效果更好。

為什麼會從不耐餓到耐餓，再到不耐餓？

　　一開始的不耐餓是因為身體不適應所使用的脂肪，適應之後會非常耐餓，直到身體的脂肪存量不夠時，就會恢復需要時就餓的感覺。

斷食會影響性慾嗎？

短時間斷食（如 72 小時以內）會有幫助，因為對心血管有幫助。長時間斷食會暫時減退，因為主要在照顧生存機能，所以會逐漸暫時減少非必要的身體機能。

斷食會降低代謝嗎？

短時間斷食（如 48 小時內）會增加，長時間斷食（如 48 小時）會暫時逐漸減退，但不用擔心，基本上復食（豐食）後就會恢復了。

斷食效果會越來越差嗎？

酮適應會讓脂肪使用效率增加，生酮飲食也一樣，所以身體使用脂肪的效率會提升，你就不會浪費脂肪了。一般我們都不太在乎身體的浪費，所以感覺上效果會不如以往，但這不是效果變差，而是身體機能效率提升了。

生酮飲食、斷食與免疫力

2020 年全球最大的災難大概就是新冠病毒了，所以在這一篇裡，我們要來談談在這方面，生酮飲食與斷食能夠提供什麼樣的幫助。

你足夠健康來抵禦新冠病毒嗎？

我們可以從新冠病毒的統計數字中學習到什麼？

根據一些來自中國的資料，學者在初期時預估新冠病毒的致死率大約為 3% ～ 4%， 直到最近，這個平均數字修正為大約是 1.4%，而且還在持續減低，有些實驗室人士則認為，如果考慮到一些有感染但無檢驗或輕症狀、無症狀，甚至自行痊癒，從頭到尾都不知道自己得過新冠病毒的人（當然無法被當局列入統計數據），那麼實際死亡率可能還要下調相當多，可能低於 0.5%。

目前我們能確實的知道年齡、心血管疾病、糖尿病等等的慢性疾病，是增加感染死亡率的危險因素，但如果你以為我還年輕，我貌似沒有以上這些問題，所以我很安全，這是不正確的，因為低風險不等於零風險，人人還是都應該要小心謹慎。以下是根據性別、年齡與疾病的統計：

◈ 性別差異

性別也有差異，男性的感染風險更高，男性佔 2.8%，女性則是 1.7%，顯然女性要比男性更健康，這個健康大致上還要牽扯社會對於兩性的觀感與壓力問題，男性一般是不被允許表現弱勢與倒下，女性則是比較容易或懂得抒發自己的壓力，所以在壽命上也是女性優於男性。

◈ 年齡差異

年齡越長者（退化程度），死亡率越高。

年齡	80+	70 ～ 79	60 ～ 69	50 ～ 59	40 ～ 49	10 ～ 39	0 ～ 9
死亡率	14.8%	8%	3.6%	1.3%	0.4%	0.2%	0%

● 帶有疾病者致死率

疾病	心血管疾病	糖尿病	慢性呼吸道疾病	高血壓	癌症	沒有或是不知道有已知疾病
死亡率	10.5%	7.3%	6.3%	6%	5.6%	0.9%

這邊可以觀察到，致死率最高的都與高胰島素與代謝症候群有相關，胰島素阻抗不是唯一的風險，但卻是主要的風險。

將數據放在一起看，老化是最大的風險，年齡其實並不是最大的問題，老化才是，而除了不運動之外，不當的飲食除了加速老化，也產生疾病，所以年齡大，身上又帶有這些疾病的族群，就成為高危險群中的高危險群。事實上，即使沒有這個病毒，這些高危險群的生命本來就已經是風中殘燭了。

如果我們比對一下年齡，超過 80 歲的有 14.8%，10 ～ 39 歲的人只有 0.2%，那就是老化（退化）增加了 7400% 的風險，是 74 倍的死亡率。但如果我們逆向來看呢？為何超過 80 歲者有 85.2% 的人存活下來了？是什麼原因讓他們躲過這個病毒的攻擊？

比對心血管疾病與沒有或未知疾病的死亡率則是 10.5% 與 0.9%，是 1166% 的死亡風險，與近 12 倍的死亡率。

顯示這些數據的意義，在於病毒是一個不變的因素，但免疫力是可變的，免疫力決定了你屬於哪一個族群，所有的因素組成了你的免疫能力，整個你（完整個體）就是你的免疫系統。

對於性別，我們無能為力（大概吧？）；對於年齡，我們也無能為力（但對於退化我們能做的有很多，你可以是行將就木的 80+，也可以是海電 18 歲的 80+）。

如果你的身體硬體夠強（外強中乾的不算），你所給予身體的營

養又是全面的，那麼你的身體就能夠執行所有能執行的功能，那麼你的死亡率也將無限的接近 0，而隨著身體的零件退化損壞，你所提供的燃料不夠全面，也不充足，那麼身體可能光是拿來維持生命都很勉強了（其他非必要的系統與功能都被強迫關閉），這時候不需要新冠病毒，隨便來點小打擊，就足以致你於死地，當然，在面對新冠病毒時，你的死亡率也會無限的接近 100%。

　　有些人認為，身體強壯與否、免疫系統正常運作與否，與新冠病毒致死率無關，這是完全沒有邏輯的，如果真的無關，那麼致死率就只會有 0% 與 100%，要嘛就是病毒太弱，沒有免疫力也不會有影響，所以是 0% 死亡率，否則就是病毒太強，什麼免疫能力都沒用，所以是 100% 死亡率，如果不是這樣，那麼身體素質或免疫系統當然就是其中的關鍵。

你可以做的事

　　雖然不是 2 ～ 3 天內就能夠改變的事，但你還是可以花一點時間，讓自己從高風險的族群變成低風險的族群，因為看起來病毒也不是兩三天內就能解決的，而且這個世界上的風險，也不止新冠病毒一種，不是嗎？

　　你能夠做的，就是別吃糟糕的食物，空有熱量沒有營養，不足的蛋白質、糟糕的脂肪、一堆化學添加物，如果有胰島素、血糖、高血壓、心血管問題的人，趕快開始減碳斷食，攝取營養密度高的食物，多曬太陽。真的沒辦法，再來考慮從營養補充劑裡攝取營養素（特別是維生素 D、維生素 C 及鋅），只是要挑品質就是了。

　　再來是做好壓力調節（別老是一直不停關注壞消息），保持睡眠充足，良好運動（不要做低強度、高疲勞的運動），最好能實施斷食計畫（自噬創造增強免疫系統，同時清除糖，降低胰島素）。

　　如果你從來沒有為自己的健康努力過，或做過些什麼，那麼，這是一個很好的時機，不想死，或是不想留下嚴重的後遺症，都是很好的動力，如果這個理由還是無法推動你下去做改變，那麼萬一中了，就帶種一點，面對接下來的痛苦與後果，別唉！

　　另外，即使你把身體提升到最強了，低風險永遠不會是零風險，所以勤洗手，人多的地方戴口罩，還是必須的。

後 記

　　這本書是我整理所有研究生酮飲食與斷食的資料集結而成，但科學日新月異，也許再繼續研究下去，有些觀點會與這本書裡的內容有所不同。我的研究資料也會在自己的臉書社團裡不停異動更新，所以你也可以加入我的臉書社團「了解生酮飲食－以及你無法成功減肥的真相」，來做進一步了解。

　　這本書主要談的是生酮飲食，而我的社團裡談的跟建立的資料庫就比較多樣化，包括糖尿病系列、自律神經系列、自體免疫疾病、運動、心靈系列等資料。

　　關於這本書的內容，如果有你無法理解的地方，或是你遇上了書裡沒有提到的情況，也可以在社團裡問我，或是直接私訊我，我有空就會回覆你。

　　我自己的健身房在臺南永康，是「鐵人 28 健身房」，如果需要運動方面的諮詢，也可以跟我們健身房聯絡。我們也有自己的生酮廚房，一樣可以在我的社團裡找到資訊。

　　最後不得不提到幾個重要的人物，在我研究生酮飲食的過程之中給予我指導協助，像郭漢聰醫師與郭夫人、郭葉璘醫師、潘盈達醫師、Dr. Fung、Dr. Fox、Peeta 葛格、董聯耀治療師、健身房的教練團隊與學生。

　　我媽幫忙研發及製作生酮料理，我大姊陪我找國外資料，我二姊

協助翻譯，我的好友秋慧提供超多醫療資源還兼翻譯，愛姐與烏鴉不遺餘力的支援我辦推廣生酮與運動的活動；另外，「酮好」團隊，總是提供最多的翻譯影片資訊，對於推廣生酮飲食不遺餘力，還有臺東萱軒低糖生酮實踐廚房的溫于萱一家人提供的料理協助。

最後就是我社團文章的翻譯小組 Vanessa YN Huang 及 Katherine Lee，還有很多沒寫上去的前輩與戰友，藉這個機會感謝你們。

以下是我推薦要關注的生酮相關資訊：

- 郭漢聰醫師個人臉書與他的資料庫「身與心的平衡」

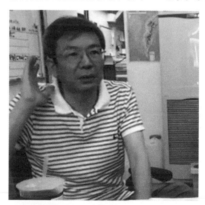

- 郭葉璘醫師的個人臉書

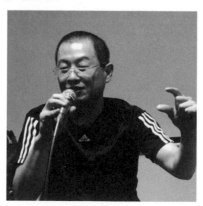

- Peeta 的「PEETA 營養健身葛格」

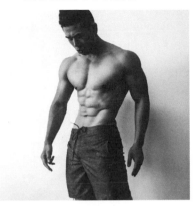

- 加拿大糖尿病醫師 Dr Jason Fung 的個人臉書

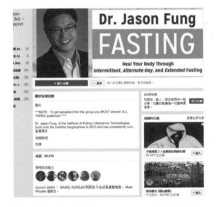

- 愛姐的臉書粉絲專頁「愛麗絲的生酮筆記」

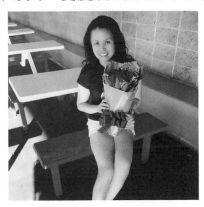

● 溫于宣的臺東萱軒低糖實踐廚房

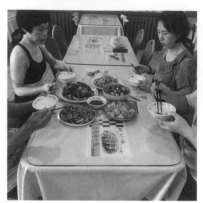

　　希望這本書能夠讓各位理解生酮,從而經由生酮飲食找回各位的健康,遠離肥胖帶來的代謝症候群相關疾病,改善臺灣的長照環境,再次謝謝大家。

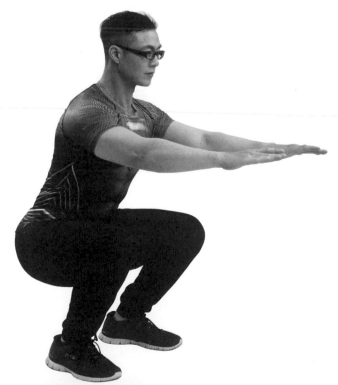

Smile 74

Smile 74